[illegible]MENT

FRANÇAIS EN ALGÉRIE

PAR

Le Dr René RICOUX

Médecin de l'Hôpital civil de Philippeville
Membre et Secrétaire du Conseil général du département
de Constantine

PARIS
G. MASSON, LIBRAIRE DE L'ACADÉMIE DE MÉDECINE
PLACE DE L'ÉCOLE DE MÉDECINE
—
1874

CONTRIBUTION

A L'ÉTUDE DE

L'ACCLIMATEMENT

DES

FRANÇAIS EN ALGÉRIE

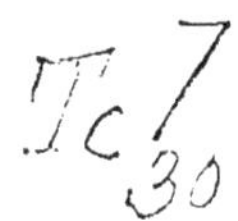

PHILIPPEVILLE. — TYPOGRAPHIE B. FEUILLE.

CONTRIBUTION

A L'ÉTUDE DE

L'ACCLIMATEMENT

DES

FRANÇAIS EN ALGÉRIE

PAR

Le Dr René RICOUX

Médecin de l'Hôpital civil de Philippeville
Membre et Secrétaire du Conseil général du département
de Constantine

PARIS

G. MASSON, LIBRAIRE DE L'ACADÉMIE DE MÉDECINE

PLACE DE L'ÉCOLE DE MÉDECINE

1874

Ma chère Amie,

La composition de ce travail a occupé les premiers mois de notre vie commune.

Si peu qu'il vaille, mon livre nous rappellera sans cesse que l'affection du cœur est doublée quand elle sait comprendre et partager les exquises satisfactions du travail de l'esprit.

A ce titre, et pour te remercier du concours que ton intelligence prêtait à mes recherches, dont tu aimais à suivre le développement, parce qu'elles nous intéressaient tous deux, enfants du pays,

Je te les dédie.

R. R.

Amicus Plato, sed magis amica veritas.

Si haïssable que le *moi* puisse paraître, la nature de ce travail et la situation particulière de celui qui l'a entrepris, justifient l'emploi du ton personnel dont il est fait usage dans ces lignes d'introduction.

Né en Algérie, mes réflexions ont dû naturellement me porter à rechercher, si nous, issus de parents français, nous sommes aptes à fournir les éléments d'une race propre à l'acclimatement et à la perpétuation de la nationalité française en Algérie. D'un autre côté, ma profession me donnait quelque compétence, ou du moins quelque facilité, pour tenter une étude de cette nature.

Cette double qualité d'enfant du pays et d'homme habitué à plier mes observations et mon raisonnement aux règles inflexibles de la méthode scientifique, m'a placé dans une alternative dont je dois ici analyser les éléments.

Car si, d'une part, j'étais instinctivement porté à supposer, je dirai même à admettre, la possibilité de l'acclimatement pour les colons français, d'autre part, j'ai dû refouler cette inclination sentimentale, pour n'écouter que la voix des faits. C'est aux faits seulement que la démonstration scientifique demande ses preuves. Je me suis donc attaché à interroger scrupuleusement et impartialement les faits, à scruter avec le sentiment entier du doute scientifique, les statistiques qui sont les éléments de la solution recherchée, et finalement accepter, quelles qu'elles fussent, les conclusions qui s'imposeraient à mes recherches.

J'ai donc entrepris ce travail, sans parti pris aucun, faisant taire le sentiment, et ignorant absolument au début, à quelles conclusions il aboutirait.

Ici n'est pas le lieu d'exposer la méthode que j'ai suivie, ni d'analyser le mode d'investigation propre à ce genre d'études démographiques; ces développements sont le corps même de ce travail. Mais j'en dois dire les lacunes. Pour pouvoir démontrer la possibilité ou l'impossibilité d'acclimater en Algérie la race française, j'aurais dû interroger les documents statistiques fournis par toutes les communes et tous les centres habités. La démonstration eut alors été péremptoire et complète.

Malheureusement, il y a eu impossibilité matérielle de me procurer une si grande quantité de renseignements.

J'ai donc limité mes recherches sur un point, ma ville natale, celui où l'investigation était possible, sinon facile. Si je suis parvenu à démontrer que les nationaux français prospèrent à Philippeville, et accusent tous les signes de la vitalité, un grand point sera obtenu. Je ne vais pas jusqu'à dire, que par extension, on sera autorisé à conclure que l'acclimatement des Français sera, *ipso facto,* démontré pour toute l'Algérie. Mais il y aura du moins de grandes présomptions pour accueillir l'idée que la partie de l'Algérie située sur le littoral, est propice à l'établissement et à la perpétuation d'une colonie française.

Et puis, les résultats de mes investigations et la publicité que je leur donne, exciteront, j'en ai l'espoir, quelques-uns de mes confrères à tenter, chacun dans sa localité, des recherches analogues. L'ensemble de ces monographies locales constituera l'étude complète de la question que j'ai caressée un moment, mais que j'ai dû abandonner, faute des loisirs nécessaires, devant l'impossibilité matérielle de la poursuivre, et enfin par conscience de mon insuffisance personnelle (1).

Dans ces conditions, le travail qui va suivre ne comporte pas, je le répète, une solution définitive; il n'est qu'une contribution dont mieux que personne, je sens l'insuffisance, à l'étude d'une question qui intéresse, au plus haut point, l'avenir colonial de la France dans nos contrées.

A défaut d'autre mérite, j'ose espérer avoir fait, et dans une bonne intention, œuvre de temps et de patience.

Je puis aussi, au moment de rendre public le fruit de mes recherches, emprunter à Montaigne son mot d'introduction, et comme lui, déclarer en toute sincérité, que « *c'est icy un livre de bonne foy, lecteur.* »

Docteur René RICOUX.

Philippeville, le 9 Juin 1874.

---

(1) J'insiste sur ces difficultés parce qu'elles m'ont été grandement aplanies par le concours que m'a prêté M. Charrier, chef du bureau de l'État civil à la Mairie de Philippeville. Cet employé qui, depuis plus de quinze années, est à la tête de ce service, a mis à ma disposition, non-seulement les documents officiels, mais encore son temps et ses souvenirs

Je ne saurais manquer à cette expression publique de ma gratitude.

CONTRIBUTION

A L'ÉTUDE DE

L'ACCLIMATEMENT

DES

FRANÇAIS EN ALGÉRIE

I

La région septentrionale de l'Afrique, dont la France a entrepris la conquête en 1830, et sur le sol de laquelle elle a créé une colonie, est-elle propice à la colonisation? Les populations d'origine française peuvent-elles réussir à s'y acclimater, ou bien faut-il considérer comme seules susceptibles d'acclimatement dans cette contrée, les nationalités originaires de l'Europe méridionale : italienne, espagnole, anglo-maltaise?

Il est nécessaire d'établir cette distinction, et important de rechercher si la France réussira à implanter sur la terre algérienne une possession nationale.

Que l'on interroge ici le sentiment public, et l'énoncé seul de la question fera surgir de l'étonnement, presque des récriminations. Oser mettre en doute la faculté colonisatrice de la France! — non-seulement au point de vue politique, mais au point de vue démographique, — c'est commettre, aux yeux de la masse, une hérésie monstrueuse, outrageante même.

Si respectable que soit l'explosion généreuse de notre orgueil national, il faut reconnaître que tout désireux qu'on soit de la voir confirmée par les faits, elle ne peut cependant être accueillie de prime abord comme une vérité scientifique. Un tel sentiment de confiance a besoin de passer par le creuset de l'expérimentation scientifique qui, dans les recherches démographiques s'appelle la statistique.

Une réserve analogue doit être faite à l'égard des appréciations de la presse, laquelle n'est en somme, qu'un des moyens d'expression du sentiment public. Sans médire des journalistes, il est cependant trop certain que beaucoup n'ont jamais pris la peine d'approfondir les questions dont ils traitent dans leurs productions journalières, et qu'en matière de science surtout, peu d'entre eux justifient des connaissances préliminaires indispensables, surtout lorsqu'ils abordent les questions si complexes et si délicates qui touchent aux migrations humaines.

Sans remonter bien haut dans nos souvenirs, le rédacteur scientifique de la *République française*, a été pris à partie par un journal algérien, pour avoir, dans une analyse de l'article *Migration*, publié par le docteur Bertillon, dans le *Dictionnaire encyclopédique des sciences médicales*, mis en doute, comme ce savant démographe, la faculté d'acclimatement du peuple français en Algérie.

Le journaliste algérien a bien essayé de contredire par des chiffres les conclusions du docteur Bertillon, mais dans sa statistique il a négligé d'en séparer les éléments; si bien que s'il a réussi à prouver la possibilité d'acclimater les populations d'origine européenne, il n'a pas le moins du monde démontré l'acclimatement possible de la population française, prise à part.

Or, le point intéressant à coup sûr, — et c'est celui d'ailleurs dont s'étaient inquiétés le docteur Bertillon et le feuilletoniste de la *République*, — est de savoir si la colonisation française est un résultat que la mère-patrie puisse se flatter de réaliser. Car la France, c'est évident, aurait un moindre intérêt à poursuivre sa conquête et maintenir l'occupation d'un sol où ses enfants ne pourraient faire souche, et qui profiterait uniquement aux puissances européennes ses voisines.

Sous un tel aspect, la question n'est plus seulement une curiosité scientifique, elle prend un intérêt politique de premier ordre. L'on ne sera donc pas étonné, si nous cherchons à contribuer à sa solution, non pas en tenant compte des appréciations du sentiment public ou des assertions incomplètes des journalistes, mais en demandant la solution du problème aux documents statistiques qui, seuls, peuvent la fournir complète et irréfutable, et lui donner force de loi scientifique.

II

La recherche que nous allons poursuivre a déjà été tentée. Mais entreprise par les uns, sous l'empire d'idées *a priori*, sur la facilité qu'aurait l'homme de vivre et de se perpétuer sous tous les climats; par d'autres, avec un sens plus scientifique, mais n'ayant à leur disposition que des documents incomplets, la solution définitive n'a pas été encore formulée. Sans rappeler ni résumer les nombreux travaux parus sur la matière, nous insisterons sur ceux du docteur Bertillon, d'abord, parce qu'ils sont récents, et aussi parce que cet auteur, répudiant les préoccupations et les théories *a priori*, s'est scrupuleusement appliqué à suivre la méthode d'observation et d'expérience.

Avant d'interroger les faits contemporains, notre savant démographe a passé en revue les migrations des peuples, depuis l'expansion première du tronc *Aryen* ou indo-européen sur l'Europe et sur une partie de l'Asie, jusqu'à nos colonisations contemporaines. Il résulte de cette revue historique que les Romains ayant fait la conquête de l'Afrique carthaginoise, de presque tout le littoral et particulièrement de notre Algérie, n'ont épargné ni la peine ni la dépense pour y fonder une province romaine. Ils ont, sur notre sol, tracé des routes, élevé des villes et des monuments, envoyé des colons, et après une domination de sept siècles, il ne reste de cette puissance rien qui ait vie, mais seulement des ruines imposantes.

Après les Romains, les Vandales. Ces hommes d'origine gothique, sont des métis acclimatés en Espagne par le mélange des sangs. Grâce à l'infusion du sang espagnol, les Vandales se maintiennent en Espagne, tandis que le type Visigoth pur ne peut s'implanter ni en Espagne ni en Italie.

Et cependant, malgré ce premier acclimatement, quand les Vandales passent en Afrique, ils ne peuvent s'y maintenir; ils disparaissent en moins d'un siècle, sans autre extermination que celle du climat.

Il est vrai que quelques écrivains persistent à voir des descendants des Vandales dans certaines tribus de Kabyles à peau blanche, aux yeux bleus et à cheveux blonds.

Dernièrement encore, M. Marial, dans le *Courrier d'Oran*, voulant répondre à une communication faite par M. Assezat à la Société d'anthropologie, au sujet de l'implantation en Algérie des Alsaciens-Lorrains, protestait dans les termes suivants, contre les doutes émis au sujet de leur acclimatement: « Le meilleur argument en » faveur de la possibilité de l'acclimatation, disait M. Marial, c'est » la persistance à travers les siècles, des hommes de race blonde » aux yeux bleus, que l'on rencontre dans toute l'Afrique du Nord, » et surtout parmi les Marocains. Cette race blonde, loin d'avoir » disparu avec la domination des Vandales, s'est perpétuée, et se » retrouve par voie d'*atavisme*, dans beaucoup de familles arabes. » Que peuvent donc les théories des savants contre des faits aussi » concluants? »

Malheureusement le fait n'est pas aussi concluant, ni aussi démontré que paraît l'admettre le rédacteur du *Courrier d'Oran*. Il n'est pas le moins du monde certain qu'on puisse faire remonter jusqu'aux Vandales l'origine des Kabyles blonds.

En effet, le docteur Pruner-Bey qui a vu ces Kabyles, ne leur reconnaît pas les caractères ethniques des races gothiques.

Et d'ailleurs, deux historiens originaux, Procope, et surtout Scylax (350 ans avant notre ère), témoignent qu'*à côté* des Vandales, il y avait des Numides blonds, et que *huit siècles avant*, ils occupaient déjà ces régions. (*Bulletin de la Société d'anthropologie*, — *1860*. — t. Ier, p. 158.)

Toutefois, il paraît démontré aujourd'hui, que les blonds, dont certaines tribus kabyles sont issues, venaient effectivement du Nord (1). M. le général Faidherbe leur reconnaît cette origine et pense que ces blonds du Nord « subjuguèrent les Lybiens indigènes

(1) En effet, le docteur Topinard résume ainsi les cinq opinions principales qui sont en présence pour expliquer la persistance de ces caractères et l'existence de la race blonde qui s'y rapporte, disséminée autrefois, vraisemblablement, de la régence de Tripoli inclusivement jusqu'aux îles Canaries :

1° Ce seraient les restes des Vandales refoulés dans les monts Aurès par Bélisaire, en 533, hypothèse à peu près abandonnée, sauf par M. Périer qui établit une distinction entre ce qu'il appelle les *Kabyles blonds* de l'Aurès et les *Chaouias*. Les premiers seraient le reste des Vandales ; les seconds, des blonds autochthones ;

2° Ils proviendraient des mercenaires, et en particulier des Gaulois que les Romains envoyèrent dans le pays ;

3° Une invasion de blonds serait venue de l'Est à l'époque de l'expulsion des Hycsos de l'Égypte, et auparavant de plus loin encore vers l'Orient ;

4° Une race blonde aurait existé depuis les temps les plus reculés dans le Nord de l'Afrique, et de ce point même aurait envoyé une expédition vers l'Est que nous font connaître les Égyptiens lorsqu'ils parlent des Tamahou, et une émigration dans le Nord, où aurait ainsi passé l'industrie des dolmens à ses débuts ;

5° Et c'est l'opinion aujourd'hui la plus accréditée, les blonds de l'Atlas seraient descendus du Nord au contraire par le Portugal et le détroit de Gibraltar, et auraient apporté avec eux cette industrie des dolmens en voie de décadence.

L'argument le plus convaincant, en faveur de cette dernière opinion, est celui de la tribu des Denhadja, cité par le commandant Sergent. Leurs propres traditions locales les font descendre des constructeurs de tombeaux mégalithiques, que les Arabes appellent des *Djouhala*. Or, tous les membres de cette petite tribu avaient encore, peu avant l'invasion française, les cheveux plus ou moins blonds et les yeux bleus.

Le second argument s'appuie sur la présence d'une traînée ininterrompue tout à la fois de blonds, et de monuments mégalithiques dans toute l'étendue de l'Algérie jusque dans le Maroc.

Cette hypothèse, qui d'abord parut très-hardie, est venue jeter inopinément une lumière tout inattendue sur la question des dolmens de l'Europe occidentale. Elle corrobore la doctrine de M. A. Bertrand, qui fait cheminer la race qui a construit les dolmens du Nord au Midi.

ou *s'allièrent à eux*, adoptèrent leur langue et finirent par *se fondre* au milieu d'eux *par croisement.* » Mais on remarquera que ce fait ne fait pas évanouir les craintes exprimées par M. Assezat, au sujet de l'émigration alsacienne-lorraine. Car, si l'on voulait s'appuyer sur la persistance des hommes blonds par voie d'*atavisme*, comme l'avance M. Marial, pour démontrer la possibilité d'acclimater les Alsaciens, tout au plus pourrait-on admettre cette possibilité à la condition que ceux-ci s'allieront avec les indigènes arabes ou berbères, comme autrefois les blonds avec les Lybiens. Or, si l'acclimatation des Alsaciens ne peut être obtenue qu'au prix d'un pareil croisement, il faut convenir que malgré tous nos désirs de la voir aboutir, elle n'est pas à la veille d'être réalisée.

Nous aurons à revenir sur cette question si intéressante de la colonisation au moyen de nos compatriotes de l'Alsace-Lorraine.

En résumé, les faits empruntés à l'histoire des migrations paraissent défavorables à l'acclimatement dans notre province africaine. Mais, ainsi que le fait judicieusement observer M. Bertillon, les documents de l'histoire sont trop imparfaits, et il est indispensable de contrôler jusqu'à quel point les faits des temps modernes viennent démentir ou confirmer les enseignements du passé.

III

L'étude contemporaine des migrations destinée à compléter les leçons de l'histoire, puise ses investigations dans les documents qui donnent le mouvement général de la population. Mais les statistiques, de source officielle ou privée, laissent toujours à désirer parce qu'elles ne donnent pas tous les détails dont le démographe impartial a besoin.

Avant de publier le fruit particulier de nos recherches, il nous paraît indispensable d'emprunter encore à M. Bertillon les résultats qu'il a obtenus, en suivant la méthode scientifique, au sujet de l'Algérie. Ce sera d'ailleurs donner plus de poids et de signification à nos résultats personnels, soit qu'ils corroborent ou infirment les conclusions provisoires formulées par ce savant.

Car, il importe de le faire remarquer, M. Bertillon ne conclut pas d'une façon absolue ou définitive contre la colonisation française, ainsi qu'on a voulu lui en prêter l'intention. Il nous suffira de citer plusieurs opinions de cet auteur, pour démontrer qu'il n'accepte pas les conclusions qu'il a impartialement dégagées des statistiques, comme étant le dernier mot.

« L'Algérie, dit-il, après avoir fourni, pendant une période de 35 » années, une grande mortalité et un déficit marqué dans la balance » des naissances avec les décès, serait enfin entrée dans une pé-

» riode de mortalité décroissante et de naissances dépassant les » décès.

» Cependant, tout en enregistrant avec empressement cet heureux » résultat, nous croirions hâtif de conclure déjà à l'*acclimatement.*

» Je ne repousse point l'espérance d'un certain *acclimatement,* » encore moins la possibilité d'*acclimatation* (1). »

Voici d'ailleurs les résultats publiés par M. Bertillon :

« Les colons européens (population civile), dans la période 1834- » 1855, ont offert *en moyenne* une natalité de 0,038, et une mor- » talité de 0,049. (En France, dans la même période, natalité : » 0,027, et mortalité : 0,023 à 24.)

» Si, au lieu de prendre toute cette période en bloc, on la dé- » compose dans les trois périodes 1835-40, 1841-50, 1851-55, on » a successivement pour chacune :

» Natalité ...... 0,035 ; — 0,036 ; — 0,041
» Mortalité...... 0,050 ; — 0,051 ; — 0,048

» Si, au lieu des moyennes, nous rapportons les oscillations les » plus ordinaires de la mortalité dans cette période 1835-55, nous » avons 0,020 à 0,025 pour la France, et 0,040 à 0,056 pour l'Al- » gérie.

» Dans la période 1855-62, toujours pour l'ensemble de la popu- » lation civile européenne, nous trouvons une natalité de 0,032, » et une mortalité de 0,038. (En France, dans la même période, » natalité : 0,026 ; mortalité : 0,024.)

» Dans la petite période 1859-62, les coefficients sont encore » plus favorables, natalité : 0,039 ; mortalité : 0,030. »

(1) Pour bien saisir la portée du jugement contenu dans ces lignes, il importe de rappeler que l'usage a prévalu, dans le langage démographique, d'établir une distinction entre l'*acclimatement* et l'*acclimatation.*

Les phénomènes par lesquels passe un individu transporté de son milieu primitif dans un milieu différent, constituent l'acclimatement.

C'est l'effort de la nature.

Quant à l'acclimatation, elle consiste dans les procédés que l'homme met en usage, après que la science ou l'empirisme lui en ont démontré l'efficacité, pour aider aux modifications dont un organisme transporté doit subir l'épreuve.

C'est l'œuvre de l'industrie humaine.

D'après ces chiffres, que nous avons reproduits textuellement, on voit l'amélioration sensible qui s'est manifestée en Algérie.

De 1835 à 1862, la mortalité a baissé de 5 0/0 à 3 0/0, la natalité suivant, au contraire, une marche ascendante.

A supposer que l'on puisse déduire de cette tendance à l'amélioration, la possibilité de l'acclimatement, encore faut-il faire remarquer que les recherches ci-dessus, portant sur l'ensemble de la *population européenne* en bloc, la conclusion serait : Vitalité des Européens.

Mais là n'est point la solution qu'il nous importe de connaître, c'est encore une fois l'acclimatement des Français qui nous intéresse.

Il faut donc des résultats ci-dessus, dégager la part des différentes nationalités qui composent la population européenne en Algérie, afin de savoir si toutes sont, et d'une façon égale, susceptibles de développer une descendance propre, prolifique et vivace.

Cette analyse indispensable, M. Bertillon l'a tentée, mais il n'a pu la démêler dans les documents officiels, que pour les années 1855-56.

Nous reproduisons ci-dessous le tableau qui contient les éléments et les calculs de cette intéressante analyse :

Mouvement par nationalités de la Population civile européenne en Algérie

NATIONALITÉS ET PÉRIODES	NOMBRES ABSOLUS (MOYENNE ANNUELLE)			RAPPORTS ou coefficients de		Sur 1000 vivants combien de	
	Population	Naissances	Décès	Natalité	Mortalité	Naissances	Décès
						(Nombres ronds)	
Espagnols (1855-56)...	42391	1946	6276	0.0459	0.0301	46	30
Maltais (1853-56)......	6425	284	192	0.0440	0.0300	44	30
Italiens (1855-56)......	9287	366	262	0.0394	0.0282	39	28
Français (1855-56).....	89810	3710	3863	0.0413	0.0431	41	43
Allemands (1853-56)...	5452	169	306	0.0312	0.0560	31	56
ENSEMBLE (1855-56).	166568	6510	5961	0.0393	0.0357	39	36

» Ce tableau, poursuit M. Bertillon, est d'un grand enseigne-

» ment; en effet, à ne consulter que l'ensemble, il est favorable: » la mortalité s'est atténuée, elle reste *au-dessous* de la natalité.

» Mais le détail nous montre que ces heureux résultats sont dus » presque entièrement aux Espagnols, fort nombreux, puis aux » Maltais et aux Italiens; que la mortalité des Français est tou- » jours considérable, puisqu'elle surpasse encore leur natalité, qui » est assez forte. La race allemande est de beaucoup la plus éprou- » vée, puisque sa mortalité s'élève à 0,056, quoiqu'elle ait la » moindre natalité.

» Mais un fait fort inattendu et plus caractéristique se mani- » feste: c'est que la prospérité de l'Espagnol est plus grande sur » ce sol africain que sur celui de l'Espagne même! En effet, tan- » dis que la natalité, qui est seulement de 0,037 en Espagne, » s'élève à 0,046 en Algérie, la mortalité: 0,030, reste la même » dans les deux pays (1). »

Après avoir reproduit les chiffres trouvés par M. Bertillon et les réflexions qu'ils lui inspirent, il nous paraît à peine nécessaire de faire ressortir les conclusions du savant démographe. Pour lui, les races de l'Europe méridionale: espagnole, italienne, anglo-maltaise, accusent toutes les qualités du colon destiné à faire souche; — les Maltais notamment, dans la province de Constantine, avec un avantage sensible sur les deux autres nationalités, — l'acclimatement du Français serait problématique, celui de l'Allemand irréalisable. Cependant, nous devons une fois encore constater que M. Bertillon n'est pas absolument édifié sur la valeur de ses conclusions, et il dénonce trop souvent l'imperfection des statistiques officielles, et surtout leurs lacunes, pour oser se prononcer formellement.

A notre tour, nous allons produire nos renseignements personnels, et nous verrons si, mieux servi que notre éminent confrère, nous pourrons tirer des conclusions plus probantes, quant au lieu où nous avons fait nos observations.

(1) *Dictionnaire encyclopédique des Sciences médicales*. Paris 1865, tome premier, article ACCLIMATEMENT, pages 294, 295, 297.

IV

Ici commence la partie personnelle de notre étude.

Nos recherches embrassent une période de 35 années et deux mois, depuis 1838 jusqu'à 1873 inclusivement.

L'emplacement où s'élève aujourd'hui Philippeville, fut occupé le 7 octobre 1838, par le général Valée.

Il n'entre évidemment ni dans le plan ni dans l'esprit de ce travail de raconter la marche ascendante et progressive d'une ville fondée et construite par des Français, qui a toutes les apparences d'une ville européenne, et dans laquelle domine surtout l'élément français, cependant quelques détails historiques auront leur place naturelle au cours de cette étude, pour expliquer certaines fluctuations dans les actes de l'état-civil.

Un tableau d'ensemble, aussi complet que possible, portant sur cette période de 35 années, nous a paru utile et instructif.

D'un coup d'œil, il permet d'embrasser, si l'on peut dire, la marche de la vie humaine dans notre localité, bien que les indications fournies soient incomplètes.

Ainsi, il n'a été tenu dans notre ville naissante, aucun registre de la population, encore moins de recensement régulier avant 1848.

A partir de cette époque, nous avons pu découvrir des chiffres de population, souvent contradictoires; mais si la distinction est faite entre les Français et les étrangers, ceux-ci ne sont pas subdivisés par nationalités d'origine. La répartition par nationalités n'a été faite que plus tard, et l'on verra quel parti nous avons pu en tirer dans les tableaux particuliers relatifs à certaines périodes. Mêmes réflexions à l'égard des naissances et des décès qui ne comportent que deux catégories: celle des Français et celle des étrangers en bloc. Dans ce cas aussi, quand nous avons pu nous procurer les détails, nous en avons dressé des tableaux particuliers.

On voit combien le tableau pèche par les détails analytiques. Mais pour lui donner une uniformité indispensable, nous avons même, pour les années où des renseignements plus particuliers sont en nos mains, conservé les larges subdivisions.

Dans les chapitres suivants, nous reviendrons sur l'étude, alors minutieuse et intime, de groupes formés par un certain nombre d'années. Arrivé à ce point, nous indiquerons pourquoi nous avons dû nous plier, tantôt à un mode, tantôt à un autre, dans la confection des tableaux statistiques.

Mais, dès à présent, on comprendra que nous avons été contraint à cette variété, par suite de la confection disparate des documents où nous avons dû puiser.

La comptabilité humaine est tenue d'une façon déplorable en France et en Algérie. M. Bertillon a souvent dénoncé l'esprit routinier qui préside à cette partie de la tenue des livres, dont l'homme est le sujet; nous ne pourrions que renchérir sur ses plaintes, trop justifiées. En effet, il n'y a aucune unité dans l'établissement des cadres statistiques fournis par l'administration. Tel modèle a été imposé pendant plusieurs années, puis, tout d'un coup, on en commande la suppression. On essaye une nouvelle combinaison, le plus souvent sans raison apparente. Car il est une chose qui, plus encore que ces changements continuels, déroute et complique inutilement les difficultés, c'est le manque de méthode. On sent que l'ordre vient d'une administration qui n'a aucune notion des règles élémentaires de la statistique.

Ce sont des bureaucrates et non des savants qui ont tracé les

TABLEAU SYNOPTIQUE

des Naissances et des Décès survenus à Philippeville, depuis sa création

(1838 - 1873)

ANNÉES	POPULATION CIVILE EUROPÉENNE			NAISSANCES			DÉCÈS		
	Français	Étrangers	TOTAL	Français	Étrangers	TOTAL	Français	Étrangers	TOTAL
1838	»	»	»	»	»	»	1	»	1
1839	»	»	800*	11	5	16	37	9	46
1840	1.950	1.873	3.823*	37	21	58	75	67	142
1841	»	»	4.659*	62	40	102	92	74	166
1842	»	»	»	65	45	110	83	79	162
1843	»	»	»	69	41	110	96	60	156
1844	»	»	»	102	55	157	93	43	136
1845	»	»	»	89	60	149	168	76	244
1846	»	»	»	107	74	181	242	179	421
1847	»	»	»	137	65	202	298	96	394
1848	»	»	»	139	79	218	228	87	315
1849	»	»	»	175	87	262	481	176	657
1850	»	»	»	128	86	214	163	80	243
1851	»	»	»	118	107	225	131	92	223
1852	»	»	»	139	115	254	189	86	275
1853	»	»	»	141	107	248	169	102	271
1854	4.038	3.069	7.107	149	127	276	296	194	490
1855	4.301	2.998	7.299	156	120	276	272	107	379
1856	4.855	3.116	7.971	119	110	229	156	112	268
1857	5.640	3.753	9.393	171	140	311	168	93	261
1858	5.992	3.858	9.850	204	166	370	160	100	260
1859	6.811	4.080	10.891	200	174	374	173	148	321
1860	7.356	4.350	11.706	214	158	372	159	92	251
1861	6.742	4.325	11.067	217	175	392	178	128	306
1862	5.951	4.553	10.504	239	197	436	151	124	275
1863	6.142	4.628	10.770	197	160	357	206	110	316
1864	6.534	5.160	11.694	201	160	361	172	120	292
1865	8.227	5.452	13.679	208	212	420	192	194	386
1866	6.321	5.501	11.822	205	198	403	191	161	352
1867	6.601	5.702	12.303	185	198	383	218	211	429
1868	6.726	5.821	12.547	195	227	422	300	309	609
1869	7.359	5.673	13.032	187	224	411	226	226	452
1870	7.993	5.525	13.518	208	221	429	206	190	396
1871	8.089	5.465	13.554	182	225	407	202	245	447
1872	5.207	5.120	10.327	172	229	401	175	162	337
1873	5.278	5.073	10.351	209	235	444	163	158	321
			TOTAUX.......	5.337	4.643	9.980	6.510	4.490	11.000

(*) Ces chiffres ne sont pas officiels, ils n'en méritent pas moins toute créance. Ils sont empruntés à un ouvrage, malheureusement inachevé : HISTOIRE DE PHILIPPEVILLE, par E.-V. FENECH, pages 52 et 88.

cadres, à l'aveugle on peut dire. Nous donnerons quelques exemples qui feront toucher du doigt la vérité de ce que nous avançons.

L'on conçoit combien il est difficile de poursuivre une idée fixe, une analyse un peu délicate, au milieu de ce chaos disparate des documents administratifs.

Si l'on ajoute le peu de soin qui est apporté dans les municipalités à la confection et à la conservation des documents de cette nature, on comprendra à quel travail mesquin de pointages et de corrections il faut se plier.

V

Nous allons jeter un regard d'ensemble sur ce tableau général, en tenant compte de ses trois grandes divisions:

a. Accroissement de la population, abstraction faite des sources qui l'ont produite: immigration, bénéfice des naissances sur les décès; — *b*. Les naissances comparées dans les deux grands groupes des nationalités, leur progression; — *c*. Les décès, leur nombre absolu pris dans chaque année et comparativement par nationalités.

a. — Marche de la population. — Depuis le jour de l'occupation, la population, sauf des oscillations insignifiantes, a toujours été en croissant (1). Les Français occupent le premier rang aujourd'hui encore, et sont à eux seuls plus nombreux que la somme des autres nationalités.

(1) Le recensement de 1872 dénonce une population européenne totale de 10,327 habitants, tandis que celui de 1866 accusait 11,822. Cette différence tient à la disjonction de l'annexe de Stora qui, érigée en commune distincte, ne compte plus dans le recensement de 1872. Loin donc d'avoir diminué dans l'intervalle de 1866 à 1872, la population de notre localité s'est au contraire accrue.

On remarquera des écarts considérables dans le chiffre des populations, d'une année à l'autre. Il va s'élevant pendant plusieurs années consécutives pour tomber ensuite à un chiffre bien inférieur, puis la progression se manifeste de nouveau pour aboutir à une chute nouvelle.

L'explication de ce phénomène est facile. Ces chiffres sont officiels. Les recensements ont lieu tous les cinq ans; dans les années intermédiaires, pour établir la population, on ajoute les arrivées, on déduit les départs *connus*, et ce reste est aujouté au chiffre du recensement antérieur.

Or, Philippeville est un port de débarquement, une ville de passage, il est très-difficile de tenir une balance exacte, et *en fait*, les chiffres fournis chaque année, sont des plus fantaisistes. Quand la cinquième année revient, comme le recensement ne tient compte que des personnes réellement présentes, il dénonce un chiffre bien inférieur à celui de l'année précédente, mais ce chiffre est le seul régulier.

Ainsi, par exemple, de 1854 à 1861, le nombre des Français et des étrangers va croissant; arrive le recensement de fin 1862, et la population de descendre, puis elle se relève pour redescendre (avec une différence de près de deux milliers) en 1867. Même phénomène après 1871.

On peut se convaincre une fois de plus, par ces exemples, du manque de soin et d'intelligence qui préside à la confection des registres de la comptabilité humaine.

Comment corriger des renseignements si erronés et établis d'une façon aussi fantaisiste? Malgré nos efforts et nos recherches, il nous a été impossible de le faire; le mieux a donc été de conserver les chiffres officiels en les donnant pour ce qu'ils valent.

Un état de choses aussi irrégulier, ne va pas cependant sans conséquences. Les coefficients annuels de mortalité et de natalité que nous aurons à dresser dans les chapitres suivants, seront calculés sur les chiffres de la population; il en résultera que ces coefficients seront trop faibles, tant pour les naissances que pour les décès.

Il est vrai que l'erreur en moins, portant à la fois sur les décès et sur les naissances, il peut paraître que la relation de celles-ci à ceux-là n'est pas changée, puisque les deux termes sont soumis à une diminution équivalente.

Toutefois, il faut remarquer que la partie flottante de la population, cause de l'erreur, fournit beaucoup à la mortalité, et peu ou point à la natalité.

En sorte qu'il paraît légitime de conclure qu'en fait, la natalité devrait avoir un coefficient plus élevé, tandis que la mortalité qui frappe la population stable de la ville, est moindre que celle accusée par le coefficient, obtenu sur les chiffres officiels. D'où la conclusion que le rapport des naissances aux décès doit être, et est en réalité, plus avantageux que celui obtenu par le rapprochement des coefficients officiels.

b. — Naissances. — Les naissances ont aussi généralement suivi une marche croissante : Les étrangers ont au *total* moins de naissances que les Français; mais dans les dernières années, bien que le chiffre de leur population reste sensiblement inférieur à la nôtre, ils tendent à fournir un plus grand nombre de naissances.

c. — Décès. — La marche des décès présente de grandes variations. A certaines époques : 1848-1849; — 1867-1868 (épidémies de choléra), les décès atteignent des chiffres effrayants, aussi bien chez les Français que chez les étrangers, comparativement au chiffre de leurs naissances.

Les décès des étrangers ont un total moins élevé et inférieur à celui de leurs naissances; le phénomène est inverse chez les Français.

Et cependant, les Allemands sont englobés dans la dénomination d'étrangers, et nous verrons plus loin, dans l'étude détaillée de la mortalité propre à chaque nationalité, combien les Allemands viennent en ligne désavantageuse.

Si l'on fait porter la comparaison sur la période tout entière des 36 années, et sur l'ensemble de la population prise en bloc, on trouve que les naissances atteignent à peine 10,000, tandis que les décès s'élèvent à 11,000.

Le fait est à signaler, malgré son apparence désavantageuse, mais sa signification réelle ne peut être ici déduite.

Quand nous aurons pénétré dans une analyse plus intime des éléments fournis par le tableau, il nous sera facile d'exposer leur valeur relative, qui ne peut être aperçue ici au milieu de renseignements bruts.

En attendant, il est un second fait intéressant aussi à signaler, et dont l'énoncé suffit pour corriger tout ce que le premier paraît comporter d'inquiétant.

Depuis 35 ans, la proportion générale des décès, c'est-à-dire le rapport de l'ensemble des décès à l'ensemble de la population, tend à décroître. Cette amélioration de l'état sanitaire local est due, sans doute, à une existence mieux entendue, aux mesures d'hygiène publique mieux appliquées, en un mot, à toutes les causes qui facilitent l'*acclimatement* et constituent l'*acclimatation*.

Voici deux preuves de l'amélioration dont nous nous venons de parler, et que M. Bertillon, on l'a vu plus haut, a reconnue et formellement constatée. En prenant, d'une part, les deux premières années : 1839-1840, et de l'autre, les deux dernières : 1872-1873, on constate que dans la première de ces deux périodes, la mortalité générale était de 4,73 0/0 (5,75 en 1839, et 3,71 pour 1840); tandis que dans la période contemporaine, la mortalité est descendue à 3,18 (3,26 pour 1872, et 3,1 pour 1873).

Ajoutons en regard que la natalité qui atteignait 2 0/0 seulement en 1839, et 1,51 en 1840 (moyenne: 1,75), s'est élevée à 3,88 en 1872, et à 4,29 en 1873 (moyenne: 4,08).

Pour compléter la comparaison entre les deux époques de la création et du présent, nous dirons que les décès appartenant à l'armée, ne sont pas compris dans les chiffres du tableau, ni ceux des colons venus du dehors et qui sont morts dans les hôpitaux de Philippeville. Ces derniers sont portés dans les registres de leur commune respective, et nous ne discuterons, dans tout le cours de ce travail, que sur les chiffres propres à la commune de Philippeville avec ses annexes.

Or, les deux premières années de l'occupation ont été terribles pour l'armée.

« L'hôpital de Philippeville, dont la garnison n'était pas de » 4,000 hommes, a compté, du 1er janvier 1839 à la fin de l'année,

» 122,901 journées, c'est-à-dire une moyenne de 340 malades par » jour. La proportion des décès y était plus forte que partout ailleurs, » elle était de 12,2 0/0 ; à Bouffarik, réputé le point le plus insalu- » bre de l'Algérie, elle n'était, à la même époque, que de 1 et 2,10 » seulement ! Encore faut-il remarquer que sur 5,542 malades reçus » à l'hôpital de Philippeville, 932 avaient été transportés, par éva- » cuation, sur France ou sur d'autres points, et cependant 782 » étaient morts dans l'année ! (1) »

On voit quel pas immense a fait l'acclimatement.

En faut-il une autre preuve ?

L'on sait que le caractère des races impropres à l'acclimatement est de fournir une mortalité considérable en temps d'épidémie.

Nous avons eu à subir deux épidémies cholériques assez désastreuses en 1848-49 et en 1867-68.

Les années 1848-49 accusent 972 décès. Le chiffre de la population à cette époque nous est inconnu officiellement, mais on peut l'estimer, et nous sommes plutôt au-dessus qu'au-dessous de la réalité, à 6,000 habitants. En adoptant ce chiffre, on constate que la mortalité générale a été de 8,1 0/0 (2).

L'épidémie de 1867-68 a été moins terrible. Pendant ces deux années, il y a bien eu 1,061 décès, mais répartis sur une population d'environ 12,000 habitants. La mortalité n'est plus de 8,1 comme en 1848-49, elle est de 4,8 seulement.

On peut donc conclure que l'état sanitaire de notre localité, si déplorable dans les premières années de l'occupation, va chaque jour s'améliorant.

(1) E.-V. Fenech, *Histoire de Philippeville*, page 51, en note.

(2) Il n'est tenu compte dans ce calcul ni de la mortalité militaire, ni de celle des colons étrangers à la commune, morts dans nos hôpitaux. Veut-on une idée des coups supportés par eux ? Les militaires ont perdu, dans la seule année 1849, 450 hommes, et les colons des villages voisins, 391 ; en tout 841 décès cholériques.

VI

Nous n'avons envisagé jusqu'ici le tableau que d'une façon générale. Nous allons maintenant en commencer l'étude analytique, en tenant compte des divisions : POPULATION. — NAISSANCES. — DÉCÈS.

Quelle marche a suivi la population et quelles ont été les sources de son accroissement?

Les recensements périodiques qui pourraient nous édifier sur ce point sont malheureusement peu nombreux, en revanche, ils sont très-incomplets (1).

Les deux derniers, datés de 1866 et de 1872, donnent seuls quelques renseignements dont on puisse tirer parti. Nous en reproduisons ci-contre les résumés récapitulatifs :

(1) Pour en donner une idée, nous dirons qu'on a *pieusement* maintenu la division par religions, qui importe peu et ne prouve rien.

Mais on néglige de répartir les habitants par âges *et en même temps* par nationalités. Ainsi, par exemple, on donne bien, d'une part, le nombre des Français, des Espagnols, etc., d'un autre côté, le nombre des hommes, femmes, enfants; mais on ne spécifie pas le nombre d'habitants *à la fois*, par âge et nationalité.

La distinction entre enfants ou hommes nés en Algérie, et ceux nés hors d'Algérie, n'est pas toujours scrupuleusement observée. Mais on ne songe pas, ce qui serait pourtant de la plus grande importance, à spécifier la *durée du séjour* pour ceux des habitants nés hors d'Algérie. En un mot, il nous manque encore ce que réclamait M. Bertillon : « La publication périodique des recensements par âges, par *durée de séjour*, par professions, et (*simultanément* à ces divisions) par nationalités; et, parallèlement, les tables de décédés avec *les mêmes détails*. »

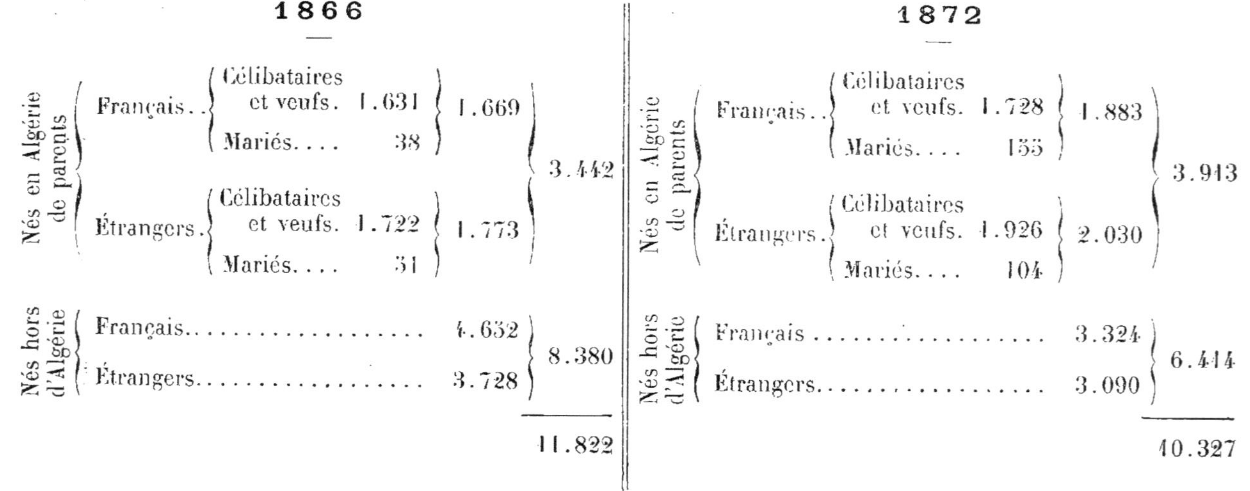

1866

Nés en Algérie de parents	Français..	Célibataires et veufs.	1.631	1.669	3.442
		Mariés....	38		
	Étrangers.	Célibataires et veufs.	1.722	1.773	
		Mariés....	51		
Nés hors d'Algérie	Français..................			4.632	8.380
	Étrangers..................			3.728	
					11.822

1872

Nés en Algérie de parents	Français..	Célibataires et veufs.	1.728	1.883	3.913
		Mariés....	155		
	Étrangers.	Célibataires et veufs.	1.926	2.030	
		Mariés....	104		
Nés hors d'Algérie	Français..................			3.324	6.414
	Étrangers..................			3.090	
					10.327

Nous rappellerons que la différence, en apparence désavantageuse pour 1872, n'est pas réelle, et qu'elle provient de ce que la population de ce recensement est diminuée de celle de Stora, annexe constituée aujourd'hui en commune de plein exercice, ayant par conséquent fourni son recensement à part.

En étudiant comparativement les chiffres contenus dans ces deux tableaux, on constatera que, pris en bloc, abstraction faite de la nationalité de leurs parents, les enfants nés dans le pays sont plus nombreux aujourd'hui qu'en 1866.

Ils étaient : 3,442 en 1866, et 3,913 en 1872, soit un gain de 471, et cet accroissement tient nécessairement au bénéfice des naissances sur les décès.

Les enfants nés en Algérie, et de parents français, — c'est là le point qui nous intéresse, — jouissent personnellement du bénéfice général. En 1866, ils n'étaient que 1,669 (y compris Stora); ils sont aujourd'hui (non compris Stora) 1,883; bénéfice : 214, presque égal à celui des étrangers qui est de 257, ce qui témoignerait d'une vitalité pour les Français, à peu près égale à celle des autres nationalités européennes réunies.

Un autre résultat qui tendrait à établir la vitalité des enfants français, c'est que, en 1866, 38 seulement étaient mariés (en négligeant le nombre — il doit être fort restreint — de ceux qui sont veufs), et aujourd'hui le chiffre des mariés est de 155, avec un avantage de 117, tandis que les fils d'étrangers nés ici, dans la même période, n'ont pour avantage que la différence de 51 à 104, soit 53.

Et l'on sait cependant que les étrangers contractent mariage plus tôt que les Français.

Nous pourrions ajouter que l'année 1873, postérieure au dernier recensement, a fourni, comme on le verra plus loin, un nombre de mariages plus élevé que ceux des années précédentes, et que parmi les contractants, il y a eu un grand nombre d'enfants du pays.

Enfin, parmi les Français nés en Europe, il en est beaucoup, venus ici très-jeunes, qui ont résisté et atteint l'âge nubile. Ils témoignent bien, eux aussi, de l'amélioration et de la vitalité. Il n'est pas possible de faire ressortir leur nombre des recensements officiels, mais combien parmi nos camarades d'enfance sont dans ce cas.

En poursuivant l'étude comparative des deux derniers recensements, on constate en outre que les habitants français, nés hors d'Algérie, sont moins nombreux en 1872 qu'en 1866 (1,328 en moins), de même les étrangers nés hors d'Algérie ont diminué de 638.

De plus, en 1866, les habitants français et étrangers, nés hors d'Algérie, l'emportaient de 4,938 sur ceux nés en Algérie; mais en 1872, l'avantage n'est plus que de 2,501.

Que conclure? sinon que l'accroissement de la population n'est pas dû, comme aux premiers jours, à l'*immigration*, mais qu'elle tient, au contraire, à la *vitalité* des enfants du pays.

VII

Les naissances et les décès seront étudiés en commun pendant une période de vingt années seulement (1854-1873), la seule sur laquelle nous ayons pu recueillir des données certaines.

Vingt années paraîtront sans doute un laps de temps assez long pour se former une appréciation et en tirer des conclusions valables.

Voici en deux mots le plan suivi :

Chaque année fournira un tableau particulier contenant les naissances et les décès pour chaque nationalité, les coefficients, par rapport à la population de chaque nationalité, et le nombre de naissances et de décès pour cent habitants. A la suite de chaque tableau annuel, trouveront place les particularités propres à éclairer les résultats obtenus.

Cette énumération des résultats annuels achevée, une série de tableaux synthétiques s'attachera à des périodes: quinquennale, décennale, etc., etc.

Puis quand nous aurons résumé dans un tableau d'ensemble tous les résultats partiels, nous aurons une base fixe pour déduire la faculté d'acclimatement propre à chacune des nationalités qui constituent la population algérienne, en insistant plus particulièrement sur les faits qui militent pour ou contre la capacité colonisatrice de la race française.

Année 1854

NATIONALITÉS	POPULATION	Naissances	Décès	RAPPORTS ou coefficients de		Sur 100 vivants combien de	
				Natalité	Mortalité	Naissances	Décès
Français...........	4.038	149	296	0.037	0.0733	3.7	7.33
Italiens............	652	32	27	0.049	0.0414	4.9	4.14
Espagnols.........	563	16	31	0.0284	0.055	2.84	5.5
Maltais............	1.036	52	48	0.0502	0.0463	5.02	4.63
Allemands.........	659	24	75	0.0364	0.114	3.64	11.4
Autres............	159	3	13	0.0188	0.817	1.88	8.17
TOTAUX.....	7.107	276	490	0.0388	0.0689	3.88	6.89

Cette année est fort désavantageuse, et le choléra en est la seule cause. On remarquera que les vingt années dont il va être donné le détail n'ont été choisies ni au hasard, ni avec intention et dans le but de faire triompher une thèse préconçue. En effet, dans cette période de vingt années, nous compterons successivement le choléra de 1854-55, celui de 1867-68, et l'épidémie variolique de 1871-72. Nous n'avons pas cru, à l'exemple de certains démographes, devoir retrancher les années ainsi éprouvées par les épidémies, car si, d'une part, un des caractères de non adaptation d'une race à un climat est dans l'extrême nocuité des épidémies passagères, d'une autre part, nous avons tenu à éloigner tout soupçon d'optimisme ou de parti pris.

Il est un moyen d'appréciation qui parle mieux à l'esprit et au premier coup d'œil, c'est de supposer chacune des nationalités ayant un chiffre de population égal aux Français, et d'établir quels seraient, *dans cette hypothèse*, les chiffres de naissances et de décès fournis par chacune d'elles.

Ainsi, par exemple, les Français, pour une population de 4,038 âmes, ont eu 149 naissances et 296 décès, recherchons combien en auraient eu 4,038 Italiens, 4,038 Espagnols, etc., etc.

4,038 Français ont eu........ 149 *Naissances* et 296 *Décès.*
4,038 Italiens auraient eu..... 197 — et 167 —
4,038 Espagnols auraient eu... 114 — et 222 —
4,038 Maltais auraient eu..... 202 — et 186 —
4,038 Allemands auraient eu... 146 — et 460 —
4,038 autres auraient eu...... 75 — et 329 —

En d'autres termes, les *Français* accusent 198 décès pour 100 naissances ; les *Italiens*, 118 naissances pour 100 décès ; les *Espagnols*, 200 décès pour 100 naissances ; les *Maltais*, 108 naissances pour 100 décès ; les *Allemands*, 312 décès pour 100 naissances ; les *Autres* 433 décès pour 100 naissances ; en bloc, 177 décès pour 100 naissances.

Si les différentes nationalités ont été éprouvées par l'épidémie, les Espagnols l'ont été dans des proportions que nous ne retrouverons plus aux épidémies suivantes. Les Français sont moins favorisés que les races méridionales, et il n'y a que les Allemands ou les autres qui soient plus cruellement éprouvés.

Il doit être convenu, une fois pour toutes, que sous l'appellation de *Autres*, on comprend des Suisses, des Belges, des Polonais pour le plus grand nombre, et quelques rares Anglais.

Année 1855

NATIONALITÉS	POPULATION	Naissances	Décès	RAPPORTS ou coefficients de		Sur 100 vivants combien de	
				Natalité	Mortalité	Naissances	Décès
Français...........	4.301	156	272	0.036	0.0632	3.6	6.32
Italiens............	789	31	27	0.0393	0.0342	3.93	3.42
Espagnols.........	543	25	17	0.0460	0.031	4.60	3.1
Maltais............	1.012	43	34	0.0425	0.0336	4.25	3.36
Allemands.........	555	14	20	0.0252	0.0360	2.52	3.60
Autres.............	99	7	9	0.0707	0.0909	7.07	9.09
TOTAUX.....	7.299	276	379	0.0378	0.0519	3.78	5.19

Le choléra sévit toujours en 1855, mais avec une intensité moindre, car si les décès l'emportent encore sur les naissances, la proportion est diminuée : au lieu de 177 décès sur 100 naissances (population totale), nous descendons à 137 décès pour 100 naissances.

Dans l'hypothèse d'une population égale pour chaque nationalité, on constaterait :

4,301 Français ont eu........	156 *Naissances*	et 272	*Décès*.
4,301 Italiens auraient eu.....	169 —	et 147	—
4,301 Espagnols auraient eu...	197 —	et 133	—
4,301 Maltais auraient eu......	182 —	et 144	—
4,301 Allemands auraient eu...	108 —	et 154	—
4,301 autres auraient eu......	304 —	et 390	—

Les proportions des naissances, par rapport aux décès, dénotent : *Français :* 174 décès pour 100 naissances ; *Italiens :* 87 décès pour 100 naissances ; *Espagnols :* 68 décès pour 100 naissances ; *Maltais :* 79 décès pour 100 naissances ; *Allemands :* 142 décès pour 100 naissances ; *Autres :* 128 décès pour 100 naissances.

Tristes résultats, pour les Français surtout, qui, exceptionnellement, hâtons-nous de le dire, ont été plus atteints que les Allemands et les autres eux-mêmes.

Année 1856

NATIONALITÉS	POPULATION	Naissances	Décès	RAPPORTS ou coefficients de		Sur 100 vivants combien de	
				Natalité	Mortalité	Naissances	Décès
Français...........	4.855	119	156	0.0245	0.0321	2.45	3.21
Italiens............	1.001	29	37	0.0289	0.037	2.89	3.7
Espagnols.........	500	17	21	0.034	0.042	3.4	4.2
Maltais............	931	40	37	0.0429	0.039	4.29	3.9
Allemands.........	551	19	15	0.034	0.0272	3.4	2.72
Autres.............	133	5	2	0.037	0.015	3.7	1.5
TOTAUX.....	7.971	229	268	0.0287	0.0336	2.8	3.36

L'année se ressent de la *queue d'épidémie,* mais les proportions s'améliorent, car sur la population totale, il n'y a plus que 117 décès pour 100 naissances.

Si l'on suppose, comme dans les années précédentes, une égalité numérique chez toutes les nationalités, on constate :

4,855 Français ont eu........	119 *Naissances*	et 156	*Décès.*
4,855 Italiens auraient eu.....	140 —	et 179	—
4,855 Espagnols auraient eu...	165 —	et 203	—
4,855 Maltais auraient eu.....	208 —	et 189	—
4,855 Allemands auraient eu...	165 —	et 132	—
4,855 autres auraient eu......	179 —	et 72	—

Les Allemands et les autres, dont la natalité est toujours si remarquable, jouissent par exception d'une mortalité inférieure même aux races méridionales. Et par une coïncidence non moins rare, la mortalité française est inférieure même à celle des populations du Midi, notre natalité restant inférieure à la leur. C'est d'ailleurs un phénomène constant que les populations dont la natalité est la plus élevée, sont celles qui fournissent le plus à la mortalité.

RAPPORT DES NAISSANCES AUX DÉCÈS

Français..............	131 *Décès*	pour 100	*Naissances.*
Italiens...............	127 —	pour 100	—
Espagnols	123 —	pour 100	—
Maltais...............	92 —	pour 100	—
Allemands	78 —	pour 100	—
Autres................	40 —	pour 100	—

Année 1857

NATIONALITÉS	POPULATION	Naissances	Décès	RAPPORTS ou coefficients de		Sur 100 vivants combien de	
				Natalité	Mortalité	Naissances	Décès
Français...........	5.640	171	168	0.0303	0.0297	3.03	2.97
Italiens............	1.320	38	30	0.0287	0.0227	2.87	2.27
Espagnols.........	500	24	8	0.048	0.016	4.8	1.6
Maltais............	1.427	57	36	0.04	0.0252	4	2.52
Allemands.........	382	19	16	0.05	0.0417	5	4.17
Autres............	123	2	3	0.0162	0.024	1.62	2.4
TOTAUX.....	9.393	311	261	0.033	0.077	3.3	2.77

Nous abordons enfin une année normale qui, en somme, se traduit par un chiffre supérieur de naissances : 119 pour 100 décès. A population égale :

5,640 Français ayant eu......	171	*Naissances*	et 168	*Décès*.
5,640 Italiens auraient eu.....	161	—	et 128	—
5,640 Espagnols auraient eu...	270	—	et 90	—
5,640 Maltais auraient eu.....	225	—	et 142	—
5,640 Allemands auraient eu...	282	—	et 235	—
5,640 autres auraient eu.... .	91	—	et 135	—

Les *Allemands* dont la natalité est plus forte même que celle des Espagnols, en perdent presque l'avantage par le chiffre élevé de leur mortalité. Il n'en est pas de même des *Espagnols*, dont les décès sont minimes ; les *Maltais* viennent après eux, les *Italiens* ensuite, puis les *Français*, quant aux *Autres*, ils ont seuls une mortalité bien supérieure à leur natalité. Conséquemment ils accusent pour 100 naissances, 150 décès, tandis que les *Français* ont pour 100 décès, 101 naissances ; les *Italiens*, 126 ; les *Espagnols*, *300* ; les *Maltais*, 158 ; les *Allemands*, 118.

Année 1858

NATIONALITÉS	POPULATION	Naissances	Décès	RAPPORTS ou coefficients de Natalité	Mortalité	Sur 100 vivants combien de Naissances	Décès
Français	5.992	204	160	0.034	0.0267	3.4	2.67
Italiens	1.336	63	29	0.047	0.0217	4.7	2.17
Espagnols	507	30	25	0.059	0.0493	5.9	4.93
Maltais	1.500	39	22	0.026	0.0146	2.6	1.46
Allemands	400	27	22	0.0675	0.055	6.75	5.5
Autres	115	7	2	0.061	0.0173	6.1	1.73
TOTAUX	9.950	370	260	0.037	0,026	3.7	2.6

Année plus avantageuse encore que sa précédente. Chez toutes les nationalités les naissances l'emportent sur les décès, avec un coefficient plus élevé que celui de 1857. En effet :

5,992 Français ont eu........ 204 *Naissances* et 160 *Décès*.
5,992 Italiens auraient eu..... 281 — et 229 —
5,992 Espagnols auraient eu... 353 — et 295 —
5,992 Maltais auraient eu...... 155 — et 87 —
5,992 Allemands auraient eu... 404 — et 329 —
5,992 autres auraient eu...... 365 — et 103 —

La fécondité des Allemands est toujours considérable, mais ils continuent à payer un large tribut à la mort; les Espagnols, à côté de leur natalité avantageuse, ont une mortalité excessive, les *Autres* au contraire, se relèvent de l'infériorité constatée l'année précédente.

Le rapport des naissances aux décès est favorable et donne pour 100 décès : *Français*, 127 naissances; *Italiens*, 217; *Espagnols*, 120; *Maltais*, 177; *Allemands*, 122; *Autres*, *350*; en bloc, 142 naissances pour 100 décès.

Année 1859

NATIONALITÉS	POPULATION	Naissances	Décès	RAPPORTS ou coefficients de Natalité	Mortalité	Sur 100 vivants combien de Naissances	Décès
Français	6.811	200	173	0.0295	0.0255	2.95	2.55
Italiens............	1.459	68	44	0.0466	0.0301	4.66	3.01
Espagnols	511	22	25	0.043	0.049	4.3	4.9
Maltais............	1.561	59	38	0.038	0 024	3.8	2.4
Allemands.........	430	20	36	0.046	0.083	4.6	8.3
Autres............	119	5	5	0.042	0.042	4.2	4.2
TOTAUX.....	10.891	374	321	0.0343	0.0295	3.43	2.95

Les résultats sont moins satisfaisants que ceux qui précèdent, car il n'y a que 116 naissances pour 100 décès, les premières s'étant élevées en 1858 à 142.

Les Allemands et les Espagnols sont seuls à fournir une mortalité supérieure à leur natalité, fait exceptionnel chez ces derniers. Voici d'ailleurs les chiffres comparatifs, en égalisant les populations :

6,811 Français ont eu	200	*Naissances*	et 173	*Décès.*
6,811 Italiens auraient eu.....	317	—	et 205	—
6,811 Espagnols auraient eu...	292	—	et 333	—
6,811 Maltais auraient eu	258	—	et 163	—
6,811 Allemands auraient eu...	313	—	et 565	—
6,811 autres auraient eu......	286	—	et 286	—

Ou en d'autres termes, pour 100 décès, les *Français* ont eu 115 naissances; les *Italiens,* 154; les *Espagnols,* 88; les *Maltais,* 155; les *Allemands,* 55; les *Autres* se balancent.

Année 1860

NATIONALITÉS	POPULATION	Naissances	Décès	RAPPORTS ou coefficients de Natalité	Mortalité	Sur 100 vivants combien de Naissances	Décès
Français	7.356	214	159	0.029	0.0216	2.9	2.16
Italiens	1.563	53	24	0.0339	0.0153	3.39	1.53
Espagnols	581	26	19	0.0447	0.0327	4.47	3.27
Maltais	1.643	61	25	0.037	0.015	3.7	1.5
Allemands	424	17	19	0.04	0.0448	4	4.48
Autres	139	1	5	0.007	0.036	0.7	3.6
TOTAUX	11.701	372	251	0.0318	0.0214	3.18	2.14

L'avantage reparaît non-seulement sur 1859, mais encore sur 1858; il se chiffre par un total de 148 naissances pour 100 décès:

7,356 Français ont eu	214 *Naissances*	et	159	*Décès*.
7,356 Italiens auraient eu	249 —	et	112	—
7,356 Espagnols auraient eu	328 —	et	240	—
7,356 Maltais auraient eu	272 —	et	110	—
7,356 Allemands auraient eu	294 —	et	329	—
7,356 autres auraient eu	51 —	et	264	—

Les Allemands et surtout les autres sont seuls éprouvés; les Maltais ont un bénéfice sensible, bien que la natalité espagnole soit toujours la plus élevée, les *Français* viennent après les races méridionales étrangères, avec 134 naissances pour 100 décès; les *Italiens*, 220; les *Espagnols*, 137; les *Maltais*, 244; les *Allemands*, 89; les *Autres*, 20.

Année 1861

NATIONALITÉS	POPULATION	Naissances	Décès	RAPPORTS ou coefficients de — Natalité	Mortalité	Sur 100 vivants combien de — Naissances	Décès
Français...........	6.742	217	178	0.0322	0.0263	3.22	2.63
Italiens............	1.482	62	45	0.0418	0.0304	4.18	3.04
Espagnols.........	535	30	27	0.056	0.05	5.6	5
Maltais............	1.730	60	28	0.035	0.016	3.5	1.6
Allemands.........	426	16	24	0.037	0.056	3.7	5.6
Autres............	152	7	4	0.046	0.026	4.6	2.6
TOTAUX.....	11.067	392	306	0.0354	0.0276	3.54	2.76

Si les naissances accusent une certaine augmentation sur la précédente année, il en est de même des décès, aussi la proportion des premières aux seconds descend de 148 à 127 pour cent. Cet accroissement de la mortalité peut être attribuée à l'augmentation de la natalité, car toutes les nationalités y contribuent indistinctement, et toutes également, sauf les Allemands, ont un bénéfice.

Les Espagnols atteignent pour la mortalité le coefficient 5 presque égal à celui des Allemands, mais avec un coefficient de natalité bien plus élevé.

6,742 Français ont eu........	217 *Naissances*	et 178	*Décès.*
6,742 Italiens auraient eu.....	281 —	et 204	—
6,742 Espagnols auraient eu...	377 —	et 337	—
6,742 Maltais auraient eu.....	235 —	et 107	—
6,742 Allemands auraient eu...	249 —	et 377	—
6,742 autres auraient eu......	310 —	et 175	—

En comparant les naissances pour 100 décès, les *Français* ont 122; les *Italiens,* 137; les *Espagnols,* 111; les *Maltais,* 214; les *Allemands,* 66; les *Autres,* 175.

Année 1862

NATIONALITÉS	POPULATION	Naissances	Décès	RAPPORTS ou coefficients de		Sur 100 vivants combien de	
				Natalité	Mortalité	Naissances	Décès
Français	5.951	239	151	0.0402	0.0254	4.02	2.54
Italiens	1.644	72	39	0.044	0.024	4.4	2.4
Espagnols	547	37	18	0.0676	0.033	6.76	3.3
Maltais	1.724	59	40	0.034	0.023	3.4	2.3
Allemands	434	25	23	0.057	0.053	5.7	5.3
Autres	204	4	4	0.019	0.019	1.9	1.9
TOTAUX	10.504	436	275	0.0415	0.0262	4.15	2.62

Les résultats ci-dessus sont les plus satisfaisants qu'on ait jamais eu à constater: accroissement continu des naissances, diminution considérable des décès; aussi la proportion générale atteint-elle 158 naissances pour 100 décès. Les Espagnols ont toujours leur fécondité ayant pour corollaire une mortalité assez élevée; les Français ont un avantage marqué sur les Maltais.

A population égale, les divers groupes se proportionneraient ainsi:

5,951 Français ont eu........	239	*Naissances*	et 151	*Décès.*
5,951 Italiens auraient eu.....	261	—	et 142	—
5,951 Espagnols auraient eu...	402	—	et 196	—
5,951 Maltais auraient eu.....	202	—	et 136	—
5,951 Allemands auraient eu...	339	—	et 315	—
5,951 autres auraient eu......	113	—	et 113	—

Pour 100 décès, les *Français* ont 158 naissances (on remarquera que ce chiffre est celui de la proportion générale); les *Italiens*, 184; les *Espagnols*, 205; les *Maltais*, 147; les *Allemands*, 108; les *Autres*, 100.

Année 1863

NATIONALITÉS	POPULATION	Naissances	Décès	RAPPORTS ou coefficients de		Sur 100 vivants combien de	
				Natalité	Mortalité	Naissances	Décès
Français..........	6.142	197	206	0.0321	0.0335	3.21	3.35
Italiens............	1.614	60	36	0.037	0.0223	3.7	2.23
Espagnols.........	549	22	20	0.04	0.0368	4	3.68
Maltais............	1.825	60	30	0.0322	0.016	3.22	1.6
Allemands.........	440	17	20	0.0386	0.0455	3.86	4.55
Autres............	200	1	4	0.005	0.0200	0.5	2
TOTAUX.....	10.770	357	316	0.0332	0.0294	3.32	2.94

Les avantages constatés ci-dessus, ne se maintiennent pas, et toutes les nationalités y contribuent par une diminution de la natalité et un accroissement de mortalité. Les Allemands seuls ne perdent pas leur fécondité, mais au prix de quelle mortalité! Les races méridionales seules, ont gain du côté des naissances, et surtout les Maltais; les Français partagent avec les Allemands et les autres, le triste privilége d'avoir un nombre de décès supérieur à celui des naissances.

En effet, tandis que les *Français* ont, pour 100 décès, 95 naissances seulement, les *Allemands,* 85, et les *Autres,* 25; les *Italiens* en comptent 161; les *Espagnols,* 110; les *Maltais,* 200! le double.

A quelle cause attribuer un résultat aussi triste? En compulsant les registres nosographiques, nous avons constaté 25 cas dénommés croup ou angine membraneuse. Mais ce chiffre n'est pas assez élevé pour expliquer un accroissement aussi considérable de la mortalité. Aussi faut-il l'attribuer au nombre, supérieur à celui des années ordinaires, des décès occasionnés par toutes les formes pernicieuses de l'impaludisme.

En égalisant les populations, on constate que si :

6,142 Français ont eu........ 196 *Naissances* et 206 *Décès.*
6,142 Italiens auraient eu..... 227 — et 136 —
6,142 Espagnols auraient eu... 245 — et 226 —
6,142 Maltais auraient eu..... 197 — et 98 —
6,142 Allemands auraient eu... 237 — et 279 —
6,142 autres auraient eu. .... 30 — et 122 —

Année 1864

NATIONALITÉS	POPULATION	Naissances	Décès	RAPPORTS ou coefficients de		Sur 100 vivants combien de	
				Natalité	Mortalité	Naissances	Décès
Français...........	6.534	201	172	0.3076	0.0263	3.076	2.63
Italiens............	1.911	57	38	0.03	0.02	3	2
Espagnols.........	584	31	18	0.053	0.0308	5.3	3.08
Maltais............	1.960	52	42	0.0265	0.0214	2.65	2.14
Allemands.........	457	18	17	0.039	0.037	3.9	3.7
Autres............	248	2	5	0.008	0.02	0.8	2
TOTAUX.....	11.694	361	292	0.0308	0.025	3.08	2.5

Si les naissances se sont maintenues à peu près au chiffre de l'année précédente, les décès ont heureusement faibli. Les Espagnols et les Français participent seuls, relativement à l'année précédente, à l'accroissement de la natalité.

Les rapprochements qui suivent indiquent la part qui revient à chacun :

6,534 Français ont eu........ 201 *Naissances* et 172 *Décès.*
6,534 Italiens auraient eu..... 196 — et 130 —
6,534 Espagnols auraient eu... 346 — et 201 —
6,534 Maltais auraient eu..... 173 — et 139 —
6,534 Allemands auraient eu... 254 — et 241 —
6,534 autres auraient eu...... 52 — et 130 —

Au total: 123 naissances pour 100 décès, et suivant les nationalités: *Français*, 117 naissances; *Italiens*, 150; *Espagnols*, 172; *Maltais*, 123; *Allemands*, 105; *Autres*, 40.

Année 1865

NATIONALITÉS	POPULATION	Naissances	Décès	RAPPORTS ou coefficients de		Sur 100 vivants combien de	
				Natalité	Mortalité	Naissances	Décès
Français...........	8.227	208	192	0.0253	0.0234	2.53	2.34
Italiens............	2.016	72	64	0.0357	0.0317	3.57	3.17
Espagnols.........	647	33	36	0.051	0.0556	5.1	5.56
Maltais............	2.013	83	71	0.0412	0.0353	4.12	3.53
Allemands.........	480	24	21	0.05	0.0437	5	4.375
Autres............	296	0	2	0.00	0.007	0	0.7
TOTAUX.....	13.679	420	386	0.0306	0.028	3.06	2.8

Les naissances continuent à s'élever, mais la mortalité suit la même marche croissante, aussi pour l'ensemble, les naissances descendent de 123 à 108 pour 100 décès. Ce chiffre moyen est, par une coïncidence déjà constatée, celui de la proportion fournie par les *Français*. Les *Espagnols* sont fort éprouvés, ils n'ont plus que 91 naissances pour 100 décès, et les *Autres*, 0, tandis que les *Italiens* comptent 112; les *Maltais*, 116; les *Allemands*, 114.

8,227 Français ont eu........	208	*Naissances*	et 192	*Décès.*
8,227 Italiens auraient eu.....	293	—	et 260	—
8,227 Espagnols auraient eu...	419	—	et 457	—
8,227 Maltais auraient eu.....	338	—	et 290	—
8,227 Allemands auraient eu...	411	—	ét 360	—
8,227 autres auraient eu......	0	—	et 57	—

On remarquera que les chiffres des coefficients sont peu élevés, résultat qui tient au chiffre, évidemment exagéré, de la population totale et par nationalités. Il est certain qu'il ne faut pas compter sur une population réelle et stable 13,679 âmes, et la preuve c'est qu'en 1866, année de recensement, nous trouvons un chiffre plus faible, mais réel, de 11,822. Nous avons expliqué plus haut (page 18), les raisons de ces exagérations auxquelles il nous a été impossible d'apporter une correction. Dans le cas actuel, on peut expliquer l'accroissement factice par ce fait que les travaux du chemin de fer ont appelé une immigration considérable. Or, au fur et à mesure de l'avancement des travaux, cette population quittait la commune de Philippeville, si bien qu'au moment du recensement, n'ayant plus la résidence réelle, elle disparaît. Ainsi s'explique la différence entre 13,619 et 11,822 habitants constatée à une année de distance.

Année 1866

NATIONALITÉS	POPULATION	Naissances	Décès	RAPPORTS ou coefficients de		Sur 100 vivants combien de	
				Natalité	Mortalité	Naissances	Décès
Français	6.321	205	191	0.0321	0.0302	3.24	3.02
Italiens	2.127	61	52	0.0286	0.0244	2.86	2.44
Espagnols	1.087	46	38	0.0423	0.0349	4.23	3.49
Maltais	1.765	69	50	0.0390	0.0283	3.9	2.83
Allemands	427	20	17	0.0468	0.0398	4.68	3.98
Autres	95	2	4	0.021	0.0421	2.1	4.21
TOTAUX	11.822	403	352	0.0341	0.0297	3.41	2.97

Légère amélioration de peu d'importance au premier aspect, et cependant assez sensible, si l'on tient compte de la diminution plutôt apparente que réelle de la population. Au reste, on en peut juger par le rapport des naissances aux décès qui remontent de 108 à 112 pour 100. Un fait à signaler : les Espagnols qui, des étrangers méridionaux, étaient les moins nombreux, augmentent brusquement. De 647 qu'ils étaient en 1865, ils sont 1,087 en 1866, et cette augmentation est réelle, puisqu'il y a eu recensement cette année là. C'est aux travaux de construction du chemin de fer et du port qui faut attribuer cette recrudescence de l'immigration espagnole.

Dans l'hypothèse de l'égalité numérique :

6,321	Français ont eu........	205	*Naissances*	et 191	*Décès.*
6,321	Italiens auraient eu.....	180	—	et 154	—
6,321	Espagnols auraient eu...	267	—	et 220	—
6,321	Maltais auraient eu.....	246	—	et 178	—
6,321	Allemands auraient eu...	295	—	et 251	—
6,321	autres auraient eu......	132	—	et 266	—

Les *Français* ont, pour 100 décès, 107 naissances; les *Italiens*, 117; les *Espagnols*, 121; les *Maltais*, 138; les *Allemands*, 117; les *Autres*, 50.

Année 1867

NATIONALITÉS	POPULATION	Naissances	Décès	RAPPORTS ou coefficients de		Sur 100 vivants combien de	
				Natalité	Mortalité	Naissances	Décès
Français..........	6.601	185	218	0.0283	0.033	2.83	3.3
Italiens...........	2.175	55	60	0.0252	0.0275	2.52	2.75
Espagnols.........	1.160	65	59	0.056	0.0508	5.6	5.08
Maltais............	1.804	59	70	0.033	0.0388	3.3	3.88
Allemands.........	446	14	16	0.0314	0.035	3.14	3.5
Autres............	117	5	6	0.043	0.051	4.3	5.1
TOTAUX.....	12.303	383	429	0.0312	0.0349	3.12	3.49

Une nouvelle épidémie de choléra va faire sentir son influence sur trois années. C'est en 1868, nous le verrons tout à l'heure, que l'influence est la plus désastreuse, mais dès le dernier trimestre de 1867, elle se fait sentir au point de renverser le rapport des naissances au décès. Ce sont ces derniers qui l'emportent, et pour 100 naissances il y a 112 décès à constater pour la population en bloc.

Les Espagnols seuls ont un excédant de natalité, et cela malgré le coefficient élevé de leur mortalité, coefficient supérieur à celui des Allemands, et égal à celui des autres. En effet, pour 100 décès, les *Espagnols* ont 110 naissances; tous les autres groupes sont en perte: les *Français* n'ont que 85 naissances; les *Italiens*, 91; les *Maltais*, 84; les *Allemands*, 87; les *Autres*, 83.

En d'autres termes, si

6,601 Français ayant eu......	185 *Naissances*	et 218	*Décès.*
6,601 Italiens auraient eu.....	166 —	et 181	—
6,601 Espagnols auraient eu...	369 —	et 335	—
6,601 Maltais auraient eu.....	217 —	et 256	—
6,601 Allemands auraient eu...	207 —	et 231	—
6,601 autres auraient eu.....	283 —	et 336	—

Année 1868

NATIONALITÉS	POPULATION	Naissances	Décès	RAPPORTS ou coefficients de Natalité	RAPPORTS ou coefficients de Mortalité	Sur 100 vivants combien de Naissances	Sur 100 vivants combien de Décès
Français...........	6.726	195	300	0.029	0.0445	2.9	4.45
Italiens............	2.224	66	95	0.0296	0.0427	2.96	4.27
Espagnols.........	1.180	70	80	0.059	0.0678	5.9	6.78
Maltais............	1.833	69	90	0.0376	0.049	3.76	4.9
Allemands.........	476	16	34	0.0336	0.0714	3.36	7.14
Autres............	108	6	10	0.0555	0.0925	5.55	9.25
TOTAUX.....	12.547	422	609	0.0337	0.0485	3.37	4.85

L'épidémie sévit d'une façon meurtrière, et bien que la natalité soit un peu plus avantageuse que précédemment, la mortalité atteint un coefficient désastreux, si bien que nous comptons 144 décès pour 100 naissances, et toutes les nationalités sont en déficit (1).

Les *Français* n'ont que 65 naissances; les *Italiens*, 69; les *Espagnols*, 87; les *Maltais*, 76; les *Allemands*, 47; les *Autres*, 60.

On peut voir par l'égalisation des populations, combien les Espagnols ont encore été éprouvés, mais comme ils conservent leur fécondité merveilleuse.

6,726 Français ont eu........	195 *Naissances*	et 300	*Décès*.
6,726 Italiens auraient eu.....	199 —	et 287	—
6,726 Espagnols auraient eu...	396 —	et 455	—
6,726 Maltais auraient eu.....	252 —	et 329	—
6,726 Allemands auraient eu...	225 —	et 480	—
6,726 autres auraient eu......	373 —	et 622	—

Année 1869

NATIONALITÉS	POPULATION	Naissances	Décès	RAPPORTS ou coefficients de		Sur 100 vivants combien de	
				Natalité	Mortalité	Naissances	Décès
Français	7.359	187	226	0.0254	0.0307	2.54	3.07
Italiens............	2.045	89	64	0.0435	0.031	4.35	3.1
Espagnols	1.147	52	62	0.045	0.054	4.5	5.4
Maltais............	1.840	66	76	0.0358	0.0413	3.58	4.13
Allemands.........	484	15	18	0.031	0.037	3.1	3.7
Autres............	157	2	6	0.0127	0.038	1.27	3.8
TOTAUX.....	13.032	411	452	0.0315	0.0347	3.15	3.47

Une légère amélioration se fait sentir, assez sensible encore, puisque, si les naissances sont encore en déficit sur les décès, la proportion cependant descend de 144 à 110 pour 100. La natalité

(1) En 1854, nous avions enregistré 177 décès pour 100 naissances.

s'est améliorée pour toutes les nationalités (avec un accroissement merveilleux pour les Italiens), sauf pour les *Autres*, et les Espagnols qui, durant les deux années précédentes, avaient eu une fécondité bien supérieure. Les Italiens reprennent un bel avantage, et seuls, ils ont plus de naissances que de décès; pour 100 décès ils ont 139 naissances, tandis que les *Français* n'en comptent que 82; les *Espagnols*, 83; les *Maltais*, 86; les *Allemands*, 83; et les *Autres*, 33.

A chiffre égal de population on constaterait pour chaque nationalité:

7,359 Français ont eu........ 187 *Naissances* et 226 *Décès*.
7,359 Italiens auraient eu..... 320 — et 228 —
7,359 Espagnols auraient eu... 331 — et 397 —
7,359 Maltais auraient eu..... 263 — et 303 —
7,359 Allemands auraient eu... 228 — et 272 —
7,359 autres auraient eu...... 93 — et 279 —

Année 1870

NATIONALITÉS	POPULATION	Naissances	Décès	RAPPORTS ou coefficients de		Sur 100 vivants combien de	
				Natalité	Mortalité	Naissances	Décès
Français...........	7.993	208	206	0.0260	0.0257	2.60	2.57
Italiens............	1.867	78	66	0.0418	0.0353	4.18	3.53
Espagnols.........	1.213	55	45	0.0453	0.037	4.53	3.7
Maltais............	1.847	63	53	0.0341	0.0287	3.41	2.87
Allemands.........	492	22	21	0.0467	0.043	4.67	4.3
Autres............	106	3	5	0.0283	0.0471	2.83	4.71
TOTAUX.....	13.518	429	396	0.0317	0.029	3.17	2.9

Le désavantage constaté pendant trois années consécutives, commence à disparaître; la natalité s'accroît sensiblement pour tous (les *Autres* excepté), et principalement pour les *Espagnols*, mais les *Français* ont à peine un léger bénéfice, car pour 100 décès ils comptent 100 naissances 9/10e; les *Espagnols*, 122; les *Italiens* et les *Maltais*, 118; les *Allemands*, 104, et les *Autres*, 60; en somme, 109 naissances pour 100 décès.

Et comme :

7,993 Français ont eu........	208	*Naissances*	et 206	*Décès.*
7,993 Italiens auraient eu.....	334	—	et 282	—
7,993 Espagnols auraient eu...	362	—	et 295	—
7,993 Maltais auraient eu......	272	—	et 229	—
7,993 Allemands auraient eu...	373	—	et 343	—
7,993 autres auraient eu......	226	—	et 376	—

Année 1871

NATIONALITÉS	POPULATION	Naissances	Décès	RAPPORTS ou coefficients de Natalité	RAPPORTS ou coefficients de Mortalité	Sur 100 vivants combien de Naissances	Sur 100 vivants combien de Décès
Français...........	8.089	182	202	0.0225	0.0249	2.25	2.49
Italiens...........	1.796	85	85	0.047	0.047	4.7	4.7
Espagnols.........	1.172	51	56	0.0435	0.0477	4.35	4.77
Maltais............	1.887	70	77	0.037	0.041	3.7	4.1
Allemands.........	514	15	23	0.029	0.0446	2.9	4.46
Autres............	96	4	4	0.0416	0.0416	4.16	4.16
TOTAUX.....	13.554	407	447	0.0301	0.033	3.01	3.3

La légère amélioration signalée en 1870, ne se maintient pas, une épidémie de variole vient faire sentir son influence, bien moins désastreuse, fort heureusement, que celle du choléra.

Le déficit des naissances est encore à signaler: 109 décès pour

100 naissances, et toutes les nationalités y contribuent, à l'exception des *Italiens* et des *Autres*, qui comptent le même nombre de naissances et de décès. Ainsi, ils accusent 100 naissances pour 100 décès, les *Français*, 90 seulement ainsi que les *Maltais;* les *Espagnols*, 91 ; les *Allemands*, moins favorisés encore, n'accusent que 65.

En d'autres termes :

8,089 Français ont eu........	182	*Naissances*	et 202	*Décès.*
8,089 Italiens auraient eu.....	380	—	et 380	—
8,089 Espagnols auraient eu...	351	—	et 385	—
8,089 Maltais auraient eu.....	299	—	et 331	—
8,089 Allemands auraient eu...	234	—	et 360	—
8,089 autres auraient eu......	336	—	et 336	—

Année 1872

NATIONALITÉS	POPULATION	Naissances	Décès	RAPPORTS ou coefficients de		Sur 100 vivants combien de	
				Natalité	Mortalité	Naissances	Décès
Français...........	5.207	172	175	0.0330	0 0336	3.30	3.36
Italiens............	1.812	88	59	0.0485	0.0325	4.85	3.25
Espagnols	1.132	51	37	0.045	0.033	4.5	3.3
Maltais............	1.724	69	38	0.040	0.022	4	2.2
Allemands.........	295	17	21	0.057	0.071	5.7	7.1
Autres	157	4	7	0.024	0.0445	2.4	4.45
TOTAUX.....	10.327	401	337	0.039	0.0325	3.9	3.25

On constate une légère amélioration, puisque les naissances l'emportent avec un chiffre total de 119 pour 100 décès. Mais les *Français* partagent avec les *Autres* et les *Allemands*, le triste privilége d'accuser un déficit, déficit désavantageux, comparé à l'avantage des trois nationalités méridionales, mais qui est loin pourtant d'être aussi considérable que celui des *Autres* et des *Allemands*. Car ces derniers ne comptent pour 100 décès que 57 et 80 naissances, et les *Français*, 98; tandis que les *Maltais* atteignent 181; les *Italiens*, 149; les *Espagnols*, 138.

5,207 Français ont eu........	172 *Naissances*	et 175 *Décès*.
5,207 Italiens auraient eu.....	252 —	et 166 —
5,207 Espagnols auraient eu...	234 —	et 171 —
5,207 Maltais auraient eu.....	208 —	et 114 —
5,207 Allemands auraient eu...	296 —	et 369 —
5,207 autres auraient eu......	124 —	et 231 —

Année 1873

NATIONALITÉS	POPULATION	Naissances	Décès	RAPPORTS ou coefficients de		Sur 100 vivants combien de	
				Natalité	Mortalité	Naissances	Décès
Français...........	5.278	209	163	0.0396	0.0308	3.96	3.08
Italiens............	1.826	103	57	0.056	0.031	5.6	3.1
Espagnols..........	1.031	52	34	0.050	0.033	5	3.3
Maltais............	1.622	60	50	0.037	0.031	3.7	3.1
Allemands.........	439	15	14	0.035	0.032	3.5	3.2
Autres............	155	5	3	0.032	0.02	3.2	2
TOTAUX.....	10.351	444	321	0.0428	0.0311	4.28	3.11

Pour terminer cette revue des vingt années, nous avons heureusement une bonne année à dépouiller. Les naissances reprennent l'avantage chez toutes les nationalités, et les Français ont encore le pas sur les Allemands et même les Maltais. Les avantages se répartissent ainsi pour 100 décès: *Français*, 128 naissances; *Italiens*, 180; *Espagnols*, 152; *Maltais*, 120; *Allemands*, 107; *Autres*,

166; résultats confirmés et amplifiés d'une façon plus saisissante par les chiffres suivants :

5,278 Français ont eu........	209 *Naissances*	et 163	*Décès.*
5,278 Italiens auraient eu.....	295 —	et 163	—
5,278 Espagnols auraient eu...	263 —	et 174	—
5,278 Maltais auraient eu.....	195 —	et 163	—
5,278 Allemands auraient eu...	184 —	et 168	—
5,278 autres auraient eu......	168 —	et 105	—

En somme, l'année 1873 donne un bénéfice de 139 naissances pour 100 décès.

Dans les tableaux qui précèdent, il n'a pas été tenu compte, à la colonne des décès, des enfants mort-nés. On peut estimer de 25 à 30 leur moyenne annuelle.

VIII

Il est difficile au milieu des oscillations qui se produisent d'une année à l'autre, non-seulement sur l'ensemble de la population, mais sur chacun des groupes dont elle est composée, de se former une appréciation.

Le cadre annuel est d'ailleurs trop étroit pour permettre des conclusions rigoureuses, surtout lorsqu'il ne porte, comme ci-dessus, que sur la population d'une seule localité. Il devient indispensable d'élargir le cadre et de fondre ensemble les chiffres de vingt années.

Il faut donc additionner séparément les coefficients de natalité et de mortalité obtenus pour chacune des années comprises entre 1854 et 1873, et diviser la somme par vingt. On obtient de la sorte le *coefficient moyen* de mortalité et de natalité des vingt années.

Cette double opération doit être faite successivement sur les coefficients de la population totale, pour obtenir les coefficients moyens de la population civile européenne en bloc, et sur les coefficients particuliers de chaque nationalité, afin d'obtenir le coefficient moyen propre à chaque élément de la population européenne.

Il serait inutile de surcharger ce travail d'opérations et de calculs, nous n'indiquerons donc que les résultats obtenus.

Période 1854-1873

La somme des coefficients donne pour la population en bloc:

NATALITÉ........ 68,63. — MORTALITÉ........ 67,06

qui divisée par vingt donne pour coefficients moyens de la population totale, par rapport à 100 vivants:

NATALITÉ........ 3,431. — MORTALITÉ........ 3,353

En poursuivant les opérations analogues sur chacune des nationalités, on obtient les résultats suivants:

	Somme des coefficients	Coefficients moyens
Français	—	—
Natalité	61,70	3,085
Mortalté	66,04	3,302
Italiens		
Natalité	78,21	3,910
Mortalité	60,22	3,011
Espagnols		
Natalité	95,68	4,784
Mortalité	83,94	4,197
Maltais		
Natalité	73,90	3,695
Mortalité	58,95	2,947
Allemands		
Natalité	83,22	4,161
Mortalité	101,70	5,053
Autres		
Natalité	58,88	2,944
Mortalité	77,57	3,878

Il résulte du rapprochement de ces chiffres que les Espagnols ont une fécondité remarquable, supérieure même à celle qu'ils accusent dans leur pays, car elle n'est que de 3,7 en Espagne.

Par une conséquence inévitable, les Espagnols ont une mortalité excessive, mais inférieure à leur natalité. Il n'en est pas de même des Allemands dont la natalité est presque égale à celle des Espagnols, mais avec une mortalité bien plus considérable. Même désavantage pour les *Autres*, dont le coefficient de la mortalité est supérieur à celui des naissances.

Chez les Français, la mortalité l'emporte aussi sur la natalité, mais avec une différence bien moins défavorable ; elle est en effet de 22 centièmes seulement. Les Maltais sont moins féconds que les Espagnols, leur mortalité étant, d'autre part, bien inférieure, ils ont en somme le pas sur eux. Mais le premier rang revient sans conteste aux Italiens, dont la mortalité, inférieure à la nôtre, et même à celle des Maltais, jouit du bénéfice le plus élevé dans la différence des deux coefficients.

Si le cadre annuel est trop étroit, comme nous disions plus haut, on peut dire de la somme des vingt ans, qu'elle donne une moyenne qui peut ne pas exprimer une vérité (1).

Pour corriger ce défaut, il devient nécessaire d'étudier séparément, la période des dix premières années et des dix dernières, la

(1) Il en est de même quand on fait des moyennes physiologiques ou chimiques.

Si, par exemple, l'on observe le nombre des pulsations pendant une journée, et si l'on prend la moyenne des chiffres obtenus pour avoir le nombre vrai ou moyen des pulsations, on aura précisément un nombre faux.

En effet, la pulsation diminue de nombre et d'intensité à jeun, augmente pendant la digestion ou sous d'autres influences de mouvement ou de repos.

Toutes ces nuances disparaissent dans la moyenne qui donne un chiffre qui n'est vrai à aucun moment de la journée.

A propos des moyennes chimiques, voici ce que dit Claude Bernard :

« Si l'on recueille l'urine d'un homme pendant vingt-quatre heures, et qu'on mélange toutes les urines pour avoir l'analyse de l'urine moyenne, on a précisément l'analyse d'une urine qui n'existe pas; car à jeun elle diffère de celle de la digestion, et ces différences disparaissent dans le mélange. Le sublime du genre a été imaginé par un physiologiste qui, ayant pris de l'urine dans un urinoir de la gare d'un chemin de fer où passaient des gens de toutes les nations, crut pouvoir donner ainsi l'analyse de l'urine *moyenne* européenne ! »

(*Introduction à la Médecine expérimentale*. — *1865*. — **Page 236.**)

première et la dernière période quinquennales, et enfin des périodes comprenant les quinze dernières années, puis toutes les années dont on défalquerait, celles qui ont eu à subir une épidémie, ou du moins une épidémie qui a eu son analogue en France. Ce dernier résultat donnerait le coefficient de l'existence ordinaire.

Période décennale 1854-1863

	Somme des coefficients	Coefficients moyens
POPULATION TOTALE		
Natalité	35,08	3,508
Mortalité	34,42	3,442
Français		
Natalité	32,48	3,248
Mortalité	35,73	3,573
Italiens		
Natalité	39,62	3,962
Mortalité	27,91	2,791
Espagnols		
Natalité	46,67	4,667
Mortalité	39,48	3,948
Maltais		
Natalité	37,78	3,778
Mortalité	25,27	2,527
Allemands		
Natalité	43,17	4,317
Mortalité	55,62	5,562
Autres		
Natalité	32,27	3,227
Mortalité	37,19	3,719

Période décennale 1864-1873

	Somme des coefficients	Coefficients moyens
POPULATION TOTALE		
Natalité	33,55	3,355
Mortalité	32,64	3,264
Français		
Natalité	29,22	2,922
Mortalité	30,31	3,031
Italiens		
Natalité	38,59	3,859
Mortalité	32,31	3,231
Espagnols		
Natalité	49,01	4,901
Mortalité	44,46	4,446
Maltais		
Natalité	36,12	3,612
Mortalité	33,68	3,368
Allemands		
Natalité	39,95	3,995
Mortalité	45,45	4,545
Autres		
Natalité	26,61	2,661
Mortalité	40,38	4,038

Période quinquennale 1854-1858

	Somme des coefficients	Coefficients moyens
POPULATION TOTALE		
Natalité	17,56	3,512
Mortalité	21,01	4,202

	Somme des coefficients	Coefficients moyens
Français		
Natalité	16,18	3,236
Mortalité	22,50	4,50
Italiens		
Natalité	19,29	3,858
Mortalité	15,70	3,140
Espagnols		
Natalité	21,54	4,308
Mortalité	19,33	3,866
Maltais		
Natalité	20,16	4,032
Mortalité	15,87	3,174
Allemands		
Natalité	21,31	4,262
Mortalité	27,39	5,478
Autres		
Natalité	20,37	4,074
Mortalité	22,89	4,578

Période quinquennale 1869-1873

	Somme des coefficients	Coefficiens moyens
POPULATION TOTALE		
Natalité	17,51	3,502
Mortalité	16,03	3,206
Français		
Natalité	14,65	2,930
Mortalité	14,57	2,914
Italiens		
Natalité	23,68	4,736
Mortalité	17,68	3,536

	Somme des coefficients	Coefficients moyens
Espagnols		
Natalité	22,88	4,576
Mortalité	20,47	4,094
Maltais		
Natalité	18,39	3,678
Mortalité	16,40	3,280
Allemands		
Natalité	19,87	3.974
Mortalité	22,76	4,552
Autres		
Natalité	13,86	2,772
Mortalité	19,12	3,824

Période décennale intermédiaire (1859-1868)

	Somme des coefficients	Coefficients moyens
POPULATION TOTALE		
Natalité	33,56	3,356
Mortalité	30,02	3,002
Français		
Natalité	30,87	3,087
Mortalité	28,97	2,897
Italiens		
Natalité	35,24	3,524
Mortalité	26,84	2,684
Espagnols		
Natalité	51,26	5,126
Mortalité	44,14	4,414
Maltais		
Natalité	35,35	3,535
Mortalité	26,68	2,668

	Somme des coefficients	Coefficients moyens
Allemands		
Natalité	41,94	4,194
Mortalité	50,92	5,092
Autres		
Natalité	24,65	2,465
Mortalité	35,56	3,556

Période 1859-1873

	Somme des coefficients	Coefficients moyens
POPULATION TOTALE		
Natalité	51,07	3,405
Mortalité	46,05	3,070
Français		
Natalité	45,52	3,035
Mortalité	43,54	2,902
Italiens		
Natalité	58,92	3,928
Mortalité	44,52	2,968
Espagnols		
Natalité	74,14	4,942
Mortalité	64,61	4,307
Maltais		
Natalité	53,74	3,582
Mortalité	43,08	2,872
Allemands		
Natalité	61,81	4,121
Mortalité	73,68	4,912
Autres		
Natalité	38,51	2,567
Mortalité	54,68	3,645

Période non épidémique

Comprenant les 20 années dont on a distrait 1854-1855, 1867-1868 (épidémies cholériques); *1871-1872* (épidémie variolique).

	Somme des coefficients	Coefficients moyens
POPULATION TOTALE		
Natalité	47,57	3,267
Mortalité	40,05	2,860
Français		
Natalité	43,12	3,080
Mortalité	38,79	2,770
Italiens		
Natalité	54,35	3,882
Mortalité	37,69	2,690
Espagnols		
Natalité	67,89	4,849
Mortalité	55,41	3,886
Maltais		
Natalité	49,87	3,562
Mortalité	35,88	2,562
Allemands		
Natalité	61,86	4,418
Mortalité	73,68	4,883
Autres		
Natalité	33,52	2,394
Mortalité	37,35	2,666

Il nous a paru préférable de donner successivement les résultats propres à chaque période distincte, et de reléguer à leur suite les observations que ces chiffres peuvent inspirer. Et afin de rendre ceux-ci plus saisissables au premier coup d'œil, nous allons condenser dans un tableau d'ensemble, les coefficients dont le détail et le mode de production ont fait l'objet de l'énumération ci-dessus.

NATIONALITÉS	COEFFICIENTS MOYENS pour 100 vivants	PÉRIODES							
		20 ans (1854-1873)	Décennale (1854-1863)	Décennale (1864-1873)	Quinquennale (1854-1858)	Quinquennale (1869-1873)	Décennale intermédiaire (1859-1868)	15 ans (1859-1873)	Non épidémique (*)
Français	Natalité	3.085	3.248	2.922	3.236	2.930	3.087	3.035	3.080
	Mortalité	3.302	3.573	3.031	4.50	2.914	2.897	2.902	2.770
Italiens	Natalité	3.910	3.962	3.859	3.858	4.736	3.524	3.928	3.882
	Mortalité	3.011	2.791	3.231	3.140	3.536	2.684	2.968	2.690
Espagnols	Natalité	4.784	4.667	4.901	4.308	4.576	5.126	4.942	4.849
	Mortalité	4.197	3.948	4.446	3.866	4.094	4.414	4.307	3.886
Maltais	Natalité	3.695	3.778	3.612	4.032	3.678	3.535	3.582	3.562
	Mortalité	2.947	2.527	3.368	3.174	3.280	2.668	2.872	2.562
Allemands	Natalité	4.161	4.317	3.995	4.262	3.974	4.194	4.121	4.118
	Mortalité	5.035	5.562	4.545	5.478	4.552	5.092	4.912	4.883
Autres	Natalité	2.944	3.227	2.661	4.074	2.772	2.465	2.567	2.394
	Mortalité	3.878	3.719	4.038	4.578	3.824	3.536	3.645	2.666
Population totale	Natalité	3.431	3.508	3.355	3.512	3.502	3.356	3.405	3.267
	Mortalité	3.353	3.442	3.264	4.202	3.205	3.002	3.070	2.860

(*) Dans cette colonne sont contenues les vingt années dont on a distrait les années 1854-1855, 1867-1868 (*épidémies cholériques*); 1871-1872 (*épidémie variolique*).

IX

Les enseignements qui découlent de ce tableau récapitulatif, sont nombreux et instructifs, nous allons essayer de les dégager sommairement.

Il est impossible de ne pas constater d'abord que les ALLEMANDS et les AUTRES occupent le rang inférieur, et le plus désavantageux. Ces derniers ont une natalité bien inférieure à celle des autres groupes; les *Allemands*, il est vrai, ont une natalité très-élevée, très-supérieure à la nôtre, et qui n'est surpassée que par celle des Espagnols. Mais quelle mortalité à mettre en regard, aussi bien pour les *Allemands* que pour les *Autres*. A aucune période ils ne parviennent à égaliser les deux termes; soit totale, soit décennale, soit quinquennale, toute période est pour eux meurtrière. Et si l'on retranche même les causes de mortalité extraordinaires, comme les épidémies, la balance n'est pas obtenue. Dans la dernière colonne, où on leur fait, s'il est permis de dire, la part belle, les *Autres* ont encore 2,66 de mortalité pour une natalité de 2,39, et les *Allemands* 4,8 pour 4,4.

Si des populations les plus éprouvées nous passons à celles qui sont le mieux avantagées, nous voyons les ESPAGNOLS fournir la plus belle natalité à toutes les époques, sauf pourtant la période quinquennale 1869-1873, où les Italiens ont sur eux l'avantage. En regard de cette fécondité, les Espagnols ne peuvent que fournir une mortalité un peu supérieure à celle de leurs voisins, mais sans jamais entamer le bénéfice de leurs naissances.

M. Bertillon avait signalé, comme un fait inattendu et caractéristique, la prospérité de l'Espagnol, plus grande sur le sol africain que sur celui de l'Espagne. « En effet, dit-il, tandis que la natalité, qui est seulement de 0,037 (3,7) en Espagne, s'élève à 0,046 (4,6), la mortalité reste la même, 0,030 (3,0) dans les deux pays. »

Les chiffres ci-dessus modifient légèrement les résultats constatés par M. Bertillon, non pas au point de vue de la fécondité plus grande, puisqu'elle a dépassé un moment, la moyenne de 5 0/0, mais sous le rapport de la mortalité. Celle-ci s'est un peu élevée, car elle est supérieure à 3, même dans la période non épidémique, pour atteindre une moyenne de 4,1. Ce fait nouveau n'a rien de contradictoire avec celui remarqué par M. Bertillon, car « il importe de se rappeler, comme le dit ce savant, qu'une augmentation de naissances a pour conséquence nécessaire *(la mortalité de chaque âge restant la même)*, une augmentation de la mortalité générale, parce que dans cette mortalité générale, *celle de la première enfance, qui est si considérable, entre pour une large part.* »

Les Maltais, avec une natalité moindre, ont aussi une mortalité moins forte, et en somme, le bénéfice leur est plus avantageux qu'aux Espagnols.

Les Italiens jouissent d'une natalité inférieure à celle des Espagnols (excepté durant les cinq dernières années, où ils leurs sont supérieurs sous ce rapport), mais un peu plus forte que celle des Maltais, avec une mortalité généralement à peu près égale à celle de ces derniers, et parfois même inférieure. En somme, on peut conclure que les Italiens occupent le premier rang, les Maltais le second; les Espagnols le troisième.

Entre les Espagnols et les Allemands se placent les Français, dont nous allons nous occuper plus particulièrement, puisque c'est sur eux que porte tout l'intérêt de ces recherches.

Nous suivrons, dans chacune des colonnes, le mouvement des naissances et des décès.

Dans la moyenne des vingt années, la natalité est de 3,08, et la mortalité de 3,30, c'est-à-dire que le déchet est de 22 centièmes. Mais il est bon de suivre les oscillations de ces chiffres et les rapports que les deux termes ont successivement affecté entre eux. Au début, pendant la première période décennale, la natalité était de 3,24, et la mortalité de 3,57, et même 4,50, dans les cinq premières années. La seconde période décennale accuse 2,9 de natalité, et 3 de mortalité. S'il y a donc quelques différences plus ou moins légères dans les rapports des décès aux naissances, il n'en subsiste pas moins et toujours, un certain désavantage du côté des naissances.

Il nous faut arriver aux cinq années les plus récentes pour voir la proportion se renverser d'une façon avantageuse. L'avantage est encore peu sensible, puisqu'il se chiffre par la différence entre 2,930 et 2,914. Mais si faible qu'il soit, il mérite de nous arrêter, surtout si l'on remarque que dans la période décennale intermédiaire, le même avantage se produit avec une différence plus satisfaisante encore (3,087 — 2,897).

En rapprochant ces deux périodes où l'avantage est aux naissances, constatons que si la natalité a baissé dans la période la plus rapprochée, ce fait peut s'expliquer par la guerre en France, et l'insurrection en Algérie, qui a privé un temps, notre localité de sa partie valide, si bien que, nous le verrons plus loin, le nombre des mariages a été à cette époque, bien inférieur.

Finalement, il ressort de la colonne comprenant les quinze dernières années, que les coefficients sont de 3,035 pour les naissances, et de 2,902 pour les décès.

Dira-t-on que ce phénomène est extraordinaire et tient, par une coïncidence fortuite, à la bénignité de l'état sanitaire? Nullement, puisque dans cet intervalle nous avons eu à subir l'épidémie cholérique de 1867-1868, l'épidémie variolique de 1871-1872, sans compter l'exagération de l'*impaludisme* occasionné par les travaux du chemin de fer.

Il y a donc une amélioration réelle à constater, amélioration que

M. Bertillon lui-même, on l'a vu plus haut dans des citations empruntées à son ouvrage, a reconnue formellement, et que nous avons démontrée sur nos chiffres personnels, dans un chapitre précédent, sur la marche de la population (pages 20 et 21).

Ne serait-il pas possible de trouver une explication à cette progression favorable, sans nous arrêter, plus que de raison, aux banalités qui ont cours sur l'influence de la culture, des travaux publics, des mesures administratives, etc.? Nous pensons affirmativement, et l'explication on peut la trouver, à notre avis, dans les renseignements fournis par les recensements officiels de 1866 et de 1872.

Il résulte de ces deux documents analysés plus haut, que la population s'est accrue à ce moment par l'arrivée à l'âge d'homme, des enfants nés dans le pays, ce qui est confirmé par le nombre de leurs mariages (voir pages 25 et 26).

On est obligé de reconnaître, en résumé, que depuis 15 ans, les Français, si cruellement éprouvés au début, tendent à une amélioration qui se traduit aujourd'hui, et cela malgré le passage de deux épidémies, par un avantage des naissances sur les décès. En suivant les phases de cette marche progressive, on comprend que le climat algérien a épuisé les premières générations, nous en avons eu ici un exemple en 1849, année pendant laquelle les colons des villages sont venus mourir à l'hôpital de Philippeville, dans des proportions énoncées plus haut.

Après cette décimation, il s'est maintenu, par voie de *sélection,* un noyau de population française, qui a donné naissance à la première génération locale.

Ce sont là les phénomènes décrits par les auteurs sous l'appellation de première et deuxième période des phénomènes qui se développent successivement chez une race nouvellement déplacée. Ces deux premières périodes, on le remarquera, concernent l'individu.

Restent deux autres périodes qui concernent, elles, la descendance. Les nouveaux-nés des premiers colons qui n'ont pas reçu de leurs parents les bénéfices de l'acclimatement, doivent eux-mêmes en subir l'épreuve.

Cette épreuve est souvent funeste, et l'on sait qu'en Égypte, les enfants des Européens et des Turcs ne peuvent franchir la première enfance. Pour les élever, il faut nécessairement les envoyer en Europe.

L'Algérie est-elle aussi meurtrière que l'Égypte pour les enfants issus d'Européens? Non à coup sûr, puisque pour les Italiens, les Espagnols, les Maltais, la preuve est faite.

La preuve est-elle aussi évidente pour les Français? Il a été démontré que les enfants français dépassent aisément la première enfance, sans même avoir besoin d'être retrempés en Europe, qu'ils atteignent même l'âge nubile, puisqu'en 1872 nous comptons 155 enfants d'Algérie mariés, avec une différence de 117 sur le recensement antérieur.

La preuve donc se poursuit, et l'on peut conclure que le climat algérien n'est pas meurtrier comme celui d'Egypte.

Nous avons ainsi triomphé des trois premières périodes, reste à découvrir si la quatrième donnera la même prospérité à la seconde génération et aux suivantes.

X

Les coefficients, soit de natalité, soit de mortalité, ont été calculés par rapport au chiffre de la population. Rien ne paraîtra plus juste pour les décès, puisque tous les éléments de la population y contribuent fatalement et sans exception. Il n'en est pas absolument de même pour les naissances, auxquelles ne contribue qu'une partie de la population, celle qui est nubile (nous pourrions dire mariée, tant est faible le chiffre des naissances illégitimes). Or, les célibataires entrent pour une forte part dans la population, d'abord parce que la jeunesse algérienne n'a pas atteint depuis longtemps l'âge nubile, et que la classe dite des employés, compte beaucoup de célibataires (1). Il serait donc, peut-être, plus juste de calculer les coefficients de natalité sur la population mariée.

(1) En 1866, la population française était de 6,321 habitants, dont 3,927 CÉLIBATAIRES (dont 1,631 *nés en Algérie*), et 2,394 MARIÉS (dont 38 *nés en Algérie*); les étrangers comptent 5,501 habitants, dont 3.637 CÉLIBATAIRES (dont 1,722 *nés en Algérie*), et 1,864 MARIÉS (dont 51 *nés en Algérie*); en somme 7,564 CÉLIBATAIRES et 4,258 MARIÉS pour 11,822 habitants européens.

En 1873, pour une population française de 5,207 âmes, on compte 3,233 CÉLIBATAIRES (dont 1,728 *nés en Algérie*), et 1,974 MARIÉS (dont 155 *nés en Algérie*); chez les étrangers, au nombre de 5,120, on compte 3,307 CÉLIBATAIRES (dont 1,926 *nés en Algérie*), et 1,813 MARIÉS (dont 104 *nés en Algérie*), soit en tout *6,540 célibataires* pour *3,787 mariés*, sur une population totale de 10,327 Européens.

Une seconde observation à faire au sujet des chiffres des décès contenus dans les tableaux ci-dessus: ils donnent la mortalité en bloc, sans indiquer sur quels âges elle a porté. Or, il est de la plus grande importance de connaître non-seulement les âges qui fournissent le plus grand nombre de victimes, mais aussi, et simultanement, leur nationalité, et enfin leur lieu de naissance, afin d'apprécier si les enfants nés en Algérie par exemple, sont plus résistants que leurs contemporains nés en Europe, et venus ici postérieurement à leur naissance.

Telles sont les indications auxquelles nous allons essayer de donner satisfaction. Nos recherches n'ont pu embrasser que la période comprise entre 1854 et 1868 inclusivement, et encore, nous devons noter quelques lacunes, par suite de disparitions de pièces, témoignage palpable du peu de soins qui préside à la conservation des archives de l'état-civil (1).

Mais en somme, ces lacunes, bien que regrettables, n'en permettront pas moins de juger sur quels éléments de nationalité et d'âge porte la mortalité.

L'année 1854 ayant eu à subir une épidémie de choléra, nous en donnerons le tableau à part, d'abord pour mieux juger des coups du fléau, et ensuite pour ne pas faire entrer ce chiffre exorbitant dans un ensemble d'années ordinaires. Puis nous donnerons en un seul tableau toutes les années comprises entre 1855 et 1868 inclusivement.

L'année 1866, détachée de ce dernier tableau, donnera lieu ensuite, à un examen particulier. On verra, au chapitre suivant, la raison et les avantages de l'étude séparée que nous ferons de cette année-là.

(1) Ainsi, pour la période de quinze années, comprise entre 1854 et 1868, il manque un trimestre en 1855, un trimestre en 1858, deux trimestres en 1859, trois trimestres en 1861, un trimestre en 1862, un trimestre pour 1866, et un semestre pour 1868.

Année 1854

NATIONALITÉS		LIEU de naissance	De 1 jour à 5 ans	De 5 ans à 10 ans	De 10 ans à 15 ans	De 15 ans à 20 ans	De 20 ans à 30 ans	De 30 ans à 40 ans	De 40 ans et au-dessus	TOTAUX par lieu de naissance	TOTAUX par nationalités
ENFANTS ISSUS De parents français		Algérie..	86	1	4	0	0	0	0	91	288
		Europe..	42	24	4	8	16	35	68	197	
de pères français et mères	Espagnoles....	Algérie..	1	0	0	0	0	0	0	1	2
		Europe..	0	0	0	0	1	0	0	1	
	Italiennes.....	Algérie..	1	0	0	0	0	0	0	1	1
		Europe..	0	0	0	0	0	0	0	0	
	Allemandes ...	Algérie..	2	0	0	0	1	0	0	3	4
		Europe..	1	0	0	0	0	0	0	1	
	Autres........	Algérie..	0	0	0	0	0	0	0	0	1
		Europe..	0	0	0	0	0	1	0	1	
De pères étrangers et mères françaises....		Algérie..	0	0	0	0	0	0	0	0	0
		Europe..	0	0	0	0	0	0	0	0	
De parents	Espagnols.....	Algérie..	18	1	0	0	0	0	0	19	31
		Europe..	1	0	0	2	5	2	2	12	
	Italiens........	Algérie..	11	1	0	0	0	0	0	12	27
		Europe..	2	1	1	1	7	2	1	15	
	Maltais........	Algérie..	19	3	0	0	0	0	0	22	48
		Europe..	0	0	1	1	5	7	12	26	
	Allemands	Algérie..	15	1	1	0	0	0	0	17	75
		Europe..	16	12	4	1	7	10	8	58	
	Autres	Algérie..	2	0	0	0	0	0	0	2	13
		Europe..	0	3	0	0	2	1	5	11	
TOTAUX..........			227	47	15	13	44	58	86	490	490

Les réflexions que pourrait suggérer l'étude attentive des chiffres ci-dessus, pouvant se confondre avec celles que justifiera le tableau qui va suivre, il est préférable, pour éviter des répétitions, de les renvoyer à sa suite. Les chiffres, étant d'ailleurs plus forts, permettront de mieux saisir la signification qu'ils portent avec eux.

De 1855 à 1868

NATIONALITÉS			LIEU de naissance	DÉCÈS PAR AGES							TOTAUX	
				de 1 jour à 5 ans	De 5 ans à 10 ans	De 10 ans à 15 ans	De 15 ans à 20 ans	De 20 ans à 30 ans	De 30 ans à 40 ans	De 40 ans et au-dessus	par lieu de naissance	par nationalités
ENFANTS ISSUS	De parents français...		Algérie..	770	42	9	0	0	0	0	821	2045
			Europe..	127	53	30	69	146	252	547	1224	
	de pères français et de mères	Espagnoles....	Algérie..	9	4	0	0	0	0	0	13	13
			Europe..	0	0	0	0	0	0	0	0	
		Italiennes.....	Algérie..	10	0	0	0	0	0	0	10	15
			Europe..	0	0	0	0	0	2	3	5	
		Allemandes...	Algérie..	2	0	0	0	0	0	0	2	4
			Europe..	0	0	0	0	0	2	0	2	
		Autres........	Algérie..	2	0	0	0	0	0	0	2	2
			Europe..	0	0	0	0	0	0	0	0	
	De pères étrangers et mères françaises....		Algérie..	19	3	0	0	0	0	0	22	22
			Europe..	0	0	0	0	0	0	0	0	
	De parents	Espagnols.....	Algerie..	137	5	2	0	0	0	0	144	285
			Europe..	4	2	6	11	15	21	82	141	
		Italiens........	Algérie..	204	10	2	0	0	0	0	216	443
			Europe..	8	6	3	24	29	51	106	227	
		Maltais........	Algérie..	205	16	6	0	0	0	0	227	467
			Europe..	11	10	2	9	36	51	121	240	
		Allemands.....	Algérie..	93	3	0	0	0	0	0	96	212
			Europe..	9	6	7	8	13	16	57	116	
		Autres	Algérie..	12	0	0	0	0	0	0	12	52
			Europe..	0	1	2	2	3	10	22	40	
TOTAUX..........				1622	161	69	123	242	405	938	3560	3560

Il nous a paru inutile de donner le tableau particulier à chaque année, travail que nous n'avons pas négligé de dresser, bien entendu, mais qui occuperait ici une place peu en rapport avec les avantages qu'il pourrait avoir, puisque pour nombre d'années il y a des lacunes.

On remarquera qu'on n'a pas spécifié les décès portant sur enfants nés de pères français et de mères maltaises. Ce renseignement manque dans les cadres administratifs, et nous n'avions aucun moyen de le corriger. L'omission dans les imprimés est peut-être intentionnelle, car il y a peu de mariages entre Français et Maltaises. Cependant, les mariages entre Français et étrangères ne sont pas rares, comme on le verra plus loin ; ils sont même, et de baucoup, plus fréquents que ceux contractés par des Françaises avec des étrangers.

Autre lacune des documents administratifs auxquels nous n'avions aucun moyen de porter remède. A partir de 15 ans, la distinction entre les enfants nés en Algérie et ceux nés en Europe n'est plus spécifiée. Evidemment, pour 1854, notre ville n'ayant alors que quinze années d'existence, la lacune n'existe pas ; mais actuellement, il ne manque pas des jeunes gens, nés à Philippeville, âgés de 30 ans et plus.

Troisième objection à faire aux documents administratifs : jamais ils n'indiquent, pour les décès des personnes nées en Europe, la durée du séjour. Ce renseignement serait des plus intéressants à connaître, mais nous avons déjà dit que, même dans les recensements de la population, on ne songe pas à consacrer une colonne à ce renseignement qu'il serait si facile, pourtant, de recueillir au moment du dénombrement.

Ainsi donc, les décès compris dans les quatre dernières colonnes nous apprennent peu de chose, puisque nous ne savons pas si les morts compris dans ces catégories ont été emportés après un séjour prolongé dans la Colonie. Les vieillards fournissent un chiffre élevé de décès, est-ce un signe d'acclimatement ou non ; comment le savoir, puisque, encore une fois, on ne spécifie pas depuis quel temps ils habitaient le pays.

Pour les enfants, on peut mieux se faire une appréciation. La mortalité est excessive depuis la naissance jusqu'à 5 ans, et prenant le chiffre brutal, la mort frappe davantage les enfants nés en Algérie. Est-ce à dire que les enfants d'Europe résisteraient mieux que les nôtres ? Non, à coup sûr. Il ne suffit pas de lire un chiffre, il faut en peser la valeur et en scruter la signification.

Si la mortalité est plus forte chez les enfants algériens, c'est qu'ils sont les plus nombreux, et que dans la période entre un jour et un an, par exemple, on ne doit guère compter d'enfants nés en Europe.

Quand les Européens immigrent, ils peuvent emmener des enfants avec eux, mais rarement des enfants de naissance ayant moins d'une année.

Au reste, ce chiffre supérieur des décès frappant les enfants algériens est commun à toutes les nationalités. Or, il n'est pas douteux que les populations de l'Europe méridionale sont parfaitement acclimatables en Algérie. Tout se réduit donc à connaître le chiffre de population correspondant à chacun des groupes d'âge, afin de calculer le nombre de décès pour cent. C'est à quoi nous consacrerons le chapitre suivant ; mais dès à présent nous devons, pour écarter toute impression fâcheuse, déclarer que de 1 jour à 5 ans, il y a une population de 1,820 enfants nés en Algérie et de 160 seulement nés en Europe, ce qui témoigne en faveur de ce que nous avancions tout à l'heure : c'est que les enfants en bas âge sont presque tous nés ici.

La proportion se renverse quand on passe à la période de 5 à 15 ans. Les enfants nés en Algérie fournissent beaucoup moins de décès et ce fait est surtout sensible chez les Français, et nous verrons bientôt que pour cette période également, la population est, dans une plus forte proportion, constituée par les enfants nés en Algérie.

XI

Pour apprécier la valeur relative des chiffres de décès chez les enfants, il faut tenir compte du chiffre de la population, par âge, sur laquelle ils ont porté, et tenir compte aussi de la durée du séjour. Pour les enfants nés en Algérie, la durée du séjour est précisément fournie par leur âge; quant au chiffre de la population, nous devons, pour le trouver, recourir aux recensements périodiques.

Celui de 1866 est le seul que nous possédions assez complet et assez analytique ; c'est pourquoi nous allons détacher du grand tableau qui précède, l'année 1866.

Au premier abord, le cadre qui suit paraîtra plus étroit que les précédents. En effet, il n'y est pas fait mention d'enfants issus de pères français et de mères étrangères, et réciproquement de pères étrangers et de mères françaises.

L'omission est intentionnelle; dans le courant de l'année 1866, il n'y a aucun décès se rapportant à une de ces deux catégories. Il était dès lors inutile de surcharger et d'encombrer le tableau de valeurs négatives.

NATIONALITÉS		LIEU de naissance	DÉCÈS PAR AGES							TOTAUX	
			de 1 jour à 5 ans	De 5 ans à 10 ans	De 10 ans à 15 ans	De 15 ans à 20 ans	De 20 ans à 30 ans	De 30 ans à 40 ans	De 40 ans et au-dessus	par lieu de naissance	par nationalités
ENFANTS ISSUS	De parents français...	Algérie..	67	5	0	0	0	0	0	72	191
		Europe..	1	1	1	4	19	26	67	119	
De parents	Espagnols.....	Algérie..	18	0	0	0	0	0	0	18	38
		Europe..	0	0	2	1	2	3	12	20	
	Italiens	Algérie..	27	2	0	0	0	0	0	29	52
		Europe..	0	1	0	1	3	5	13	23	
	Maltais........	Algérie..	20	1	0	0	0	0	0	21	50
		Europe..	0	1	0	1	3	7	17	29	
	Allemands	Algérie..	5	0	0	0	0	0	0	5	17
		Europe..	1	0	0	0	2	3	6	12	
	Autres........	Algérie..	0	0	0	0	0	0	0	0	4
		Europe..	0	0	0	0	0	1	3	4	
TOTAUX..........			139	11	3	7	29	45	118	352	352

De 1 jour à 5 ans, il y a eu 137 décès d'enfants du pays, sans distinction de nationalité. Or, en nous reportant au recensement de l'année, nous constatons pour cet âge une population de 1,820 enfants issus d'Européens. La mortalité est excessive, puisqu'elle atteint 7,5 0/0, proportion bien supérieure à la mortalité moyenne de la population totale. Mais cette mortalité si élevée est un fait constant dans tous les pays; les enfants ont alors à souffrir des accidents de la dentition et autres inhérents à la naissance. La sélection se fait toujours sur une vaste échelle au début de la vie humaine.

L'on sait, en effet, qu'en Europe la mortalité, durant la première année de la vie humaine, s'élève à 20 0/0, pour décroître ensuite, dans des proportions considérables, jusqu'à l'âge adulte. Le coefficient de la mortalité, pour les 5 premières années, est de 7,5 ; nous n'avons pas le moyen de faire la part de la première année qui, à coup sûr, doit accuser un chiffre plus considérable. Mais on voit, par la différence entre 7,5 et 20 0/0, que la marge est assez large;

et l'on peut estimer que la mortalité des Algériens ne doit pas être supérieure à celle constatée en Europe.

Parmi les Algériens, ceux issus de Français ont-ils une mortalité plus forte ?

On peut supposer que non, puisque, sur 137 décès, 67 seulement nous appartiennent, et que les autres nationalités en réclament ensemble 70. Or, comme la population française est à peu près égale (un peu supérieure) à celle des autres nationalités réunies, on peut conclure que, dans le cas qui nous occupe, les Européens autres que Français, sont *au moins* aussi éprouvés que nous dans le premier âge.

Peut-on s'en étonner, quand on sait le peu de soin dont les Maltais, les Espagnols et les Italiens entourent leurs enfants en bas âge. Déguenillés, sordides, on les voit courir l'hiver les pieds nus et au plus fort de l'été la tête découverte.

Les enfants nés en Europe et décédés dans les 5 premières années sont au nombre de 2, et comme leur population est de 160, leur mortalité est à peu près de 1,3 0/0, tandis qu'elle atteignait 7,5 chez les enfants d'Afrique.

Le désavantage pour ces derniers est-il aussi considérable qu'il le paraît au premier abord? Non, certes, car si les enfants venus d'Europe fournissent une proportion moindre, cela tient évidemment à ce qu'à leur arrivée en Afrique, ils étaient d'un âge plus rapproché de 5 ans que d'un jour.

Cette supposition ne paraîtra pas gratuite, si l'on remarque que la population des enfants nés en Europe s'accroît à mesure qu'on s'éloigne de l'âge de 5 ans. Ainsi, on le verra, la population qui est de 160 avant cet âge, s'élève à 320 dans la période suivante. D'ailleurs, les relevés nosographiques n'enregistrent que très-exceptionnellement des décès d'enfants de moins d'un an et nés en Europe.

La seule conclusion logique à tirer du rapprochement de ces chiffres, c'est que l'âge critique doit être celui compris entre la naissance et deux ans, pendant lequel la dentition et les autres causes ordinaires de mortalité chez les enfants, dans tous les pays et non pas une cause particulière au climat algérien, font de nombreuses victimes. Et la preuve qu'une telle conclusion est seule légitime, c'est que dans la période suivante, qui s'éloigne davantage encore de la dentition, la mortalité devient alors superieure chez les enfants nés en Europe, non-seulement par rapport à ceux nés en Algérie, mais aussi par rapport à la mortalité de leurs similaires, quant à l'origine, de la période précédente. En effet, si la proportion pour cent est de 1,3 pour les enfants nés en Europe pour la période des 5 premières années, elle s'élève à 1,54 pour ces mêmes enfants dans l'âge compris entre 5 et 15. Car alors interviennent, pour expliquer l'augmentation, les phénomènes de l'acclimatement par lesquels ils doivent passer et dont sont exempts ceux nés en Algérie, qui n'ont plus, eux, qu'une mortalité de 0,72 0/0.

Voici d'ailleurs les chiffres qui donnent les proportions : Entre 5 et 15 ans, il y a 8 décès d'enfants nés en Algérie pour une population de 1,240 enfants, soit 0,64 0/0 *(6,4 pour mille)*, et 8 décès d'enfants nés en Europe pour une population de 520 enfants, soit 1,16 0/0.

On voit donc combien la prospérité est meilleure pour nos enfants, quand ils ont échappé aux chances de mortalité inhérentes à la première enfance.

Et comme il ne faut pas perdre de vue que ces recherches s'occupent principalement des Français, on remarquera que ceux-ci jouissent de l'avantage général, puisqu'ayant eu 67 décès dans la première période (un peu moins de la moitié de 137), ils n'en ont que 5 sur 8, c'est, il est vrai, un peu plus de la moitié, mais les Français entrent pour plus de moitié dans la population totale.

A côté de ce phénomène de vitalité, qui se manifeste après la cinquième année, il sera bon de rappeler qu'en Égypte, au contraire, les enfants d'Européens ne peuvent dépasser cet âge (voir page 65), s'ils ne sont retrempés dans le climat de la mère-patrie. Ainsi se trouve confirmé une fois de plus, et par de nouveaux chiffres, ce fait que nous avancions alors, à savoir que le climat algérien est bien loin d'être meurtrier comme celui d'Égypte, pour la population d'origine européenne, et notamment de race française.

Il est à regretter qu'à partir de 15 ans, les documents officiels ne distinguent plus, dans les relevés mortuaires, les enfants nés en Algérie, et ceux nés en Europe, car nous aurions très-certainement trouvé, en faveur des premiers, les preuves d'une vitalité remarquable et d'une résistance croissante aux influences du climat algerien.

Si la distinction d'origine n'est pas faite dans les relevés mortuaires, elle existe, anomalie incompréhensible, dans les relevés récapitulatifs des recensements quinquennaux de la population. Ainsi, en 1866, il y avait, entre 15 et 20 ans, 1,008 individus, dont 1,402 nés en Algérie, et 606 originaires d'Europe, et l'on ne compte que 7 décès correspondant à cette période (Européens et Algériens confondus).

Le tableau ci-dessous donne d'un coup d'œil, les chiffres qui ont motivé l'ensemble des déductions qui précèdent :

Année 1866

ENFANTS ISSUS D'EUROPÉENS	Nés en Algérie	Population..	de 1 jour à 5 ans..	1.820
			de 5 ans à 15 ans..	1.240
		Décès......	de 1 jour à 5 ans..	137
			de 5 ans à 15 ans..	8
		Proportion pour 100	de 1 jour à 5 ans..	7.5
			de 5 ans à 15 ans..	0.64
	Nés hors d'Algérie	Population..	de 1 jour à 5 ans..	160
			de 5 ans à 15 ans..	520
		Décès......	de 1 jour à 5 ans..	2
			de 5 ans à 15 ans..	8
		Proportion pour 100	de 1 jour à 5 ans..	1.3
			de 5 ans à 15 ans..	1.16

A la fin de l'année 1872, a été fait un recensement sur le même modèle que celui de 1866, c'est-à-dire avec les avantages et les lacunes que nous avons signalés plus haut. Nous avons donc pu établir, pour l'année 1872, un travail analogue, dont voici les chiffres :

Année 1872

ENFANTS ISSUS D'EUROPÉENS	Nés en Algérie	Population..	de 1 jour à 5 ans..	1.475
			de 5 ans à 15 ans..	1.458
		Décès......	de 1 jour à 5 ans..	132
			de 5 ans à 15 ans..	13
		Proportion pour 100	de 1 jour à 5 ans..	8.9
			de 5 ans à 15 ans..	0.88
	Nés hors d'Algérie	Population..	de 1 jour à 5 ans..	120
			de 5 ans à 15 ans..	337
		Décès......	de 1 jour à 5 ans..	7
			de 5 ans à 15 ans..	3
		Proportion pour 100	de 1 jour à 5 ans..	5.8
			de 5 ans à 15 ans..	0.89

Avant de rapprocher les coefficients de natalité et de mortalité propres à chaque âge, durant les années 1866 et 1872, il est indispensable de faire quelques observations touchant les chiffres de la population. Il y a lieu, encore une fois, de rappeler que dans l'intervalle, l'annexe de Stora a été distraite de Philippeville, et que, par conséquent, le recensement de 1872 présente une diminution apparente de la population.

En tenant compte de ce fait, le nombre des enfants ayant moins de 5 ans, a diminué, aussi bien chez les Européens que chez les Algériens. Ces derniers sont descendus de 1,820 à 1,475, les premiers de 160 à 120.

Il n'en pouvait être autrement, Stora est une agglomération maritime composée aux deux tiers de Maltais et d'Italiens ; de Corses et de Provençaux pour l'autre tiers, et ces populations méridionales, ichthyophages pour le dire en passant, ont beaucoup d'enfants en bas-âge. Comme ils paient en conséquence à la mortalité, ils ont moins de chance d'atteindre l'âge suivant. Ainsi s'explique l'augmentation que l'on constate pour la période de 5 à 15 ans. Avec une population diminuée par la distraction de son annexe, Philippeville se trouve avoir, en 1872, plus d'enfants compris entre 5 et 15 ans. Les Algériens comptent 1,458 individus au lieu de 1,240, tandis que les Européens sont en diminution : au lieu de 520 ils ne sont plus que 337.

Si l'on compare maintenant les chiffres de 1872 et ceux de 1866, on verra que la mortalité est toujours plus forte dans les cinq premières années, et chez les Algériens, et chez les Européens, mais surtout chez ces derniers. L'année 1866 avait été très-satisfaisante, celle de 1872 a été éprouvée par la variole, et cependant la mortalité des enfants du pays n'a varié que de 7,5 à 8,9 (quelle différence avec les épidémies antérieures), tandis que les enfants originaires d'Europe sont passés du coefficient 1,3, à celui de 5,8.

Quant aux enfants de 5 à 15 ans, ils ont toujours une mortalité bien faible comparée à celle de leurs cadets. L'épidémie ne la fait varier que de 0,64 à 0,88 pour les Algériens, les Européens eux-mêmes participent à cet avantage et descendent, malgré l'épidémie, de 1,16 à 0,89, coefficient égal à celui des Algériens.

Ainsi donc, sous quelque face qu'on envisage les chiffres, on aboutit à cette conclusion que l'augmentation de la population est due à la vitalité croissante des enfants nés en Algérie, dès qu'ils ont franchi les premières années, critiques non-seulement ici, mais dans tous les pays.

XII

A côté des renseignements fournis par le mouvement des naissances et des décès, le mouvement des mariages n'est pas moins intéressant à consulter. Cette branche de la statistique démographique recherche les coefficients des unions contractées dans un pays donné (année moyenne), le rapport des couples existants à la population adulte, ou à défaut, à la population totale; elle peut même déterminer la durée moyenne des mariages, les âges respectifs des époux, etc., etc. (1)

Nous n'élargirons pas notre cadre jusqu'à tenter de résoudre tous ces points. Nous ne demanderons à la statistique des mariages que ce qu'il est utile de connaître dans le sujet qui nous occupe.

Nous puiserons à cette source de renseignements, d'abord pour dégager ce qu'elle peut fournir en faveur de l'acclimatement, puis quand nous aborderons l'étude de l'acclimatation, nous lui demanderons, d'après ce qu'ils ont produit, quels sont, parmi les ma-

(1) Entre les mains de M. Bertillon, la statistique matrimoniale a donné des résultats inconnus et l'on peut dire inattendus.

Ce savant démographe a démontré que le mariage diminue les chances de mortalité, d'aliénation mentale, de criminalité, et la tendance au suicide.

Rien d'attachant et d'instructif comme la monographie originale publiée dans le *Dictionnaire encyclopédique des Sciences médicales* (article MARIAGE), et au cours de laquelle ce savant expose ses caculs et en tire les conclusions résumées ci-dessus.

riages entre races différentes. ceux qui réussissent le mieux, ceux qu'il faudra, en conséquence, recommander et encourager.

Pour faire cadrer cette partie de nos recherches, dans un plan analogue à celui adopté au chapitre des naissances et des décès, nous établirons un tableau d'ensemble contenant tous les mariages contractés depuis 1838, et répartis dans de larges subdivisions. Puis, en nous limitant dans la période 1854-1873, nous entrerons dans plus de détails sur les croisements, et par nationalités, et par pays d'origine. Cette seconde partie sera de beaucoup plus instructive et probante, nous ajouterions volontiers, qu'elle nous est toute personnelle.

Il serait difficile d'expliquer les oscillations qui se remarquent d'une année à l'autre, dans le nombre des mariages, et les alternatives de diminution ou d'accroissement qui se produisent pendant une succession de plusieurs années.

Pour les années les plus récentes cependant, la raison des diminutions est facile à trouver: la guerre de 1870, et surtout l'insurrection arabe de 1871 ont occasionné un arrêt dû à l'absence de la partie nubile de notre population.

Pendant un mois et demi, nous avons *fait colonne* sur la route de Sétif pour protéger nos concitoyens, colons de l'intérieur.

Au retour, la tranquillité du pays étant assurée, un phénomène naturel se manifeste : les mariages augmentent; de 81 ils montent à 117, puis à 121.

L'année 1873 a fourni le nombre de mariages le plus élevé qu'on ait vu depuis la fondation, et cependant l'annexe de Stora, aujourd'hui distincte, n'enregistre plus ses mariages à Philippeville (1).

(1) Au moment de la mise en pages, nous avons connaissance du nombre des mariages contractés pendant le premier semestre de l'année 1874.

On en compte 62 ainsi répartis : entre *Français*, 26 ; entre *Français* et *étrangères*, 10 ; entre *étrangers* et *Françaises*, 4 ; entre *étrangers*, 22.

Ainsi donc, la tendance à l'accroissement qui se manifeste depuis quelques années paraît se maintenir. La répartition des conjoints par nationalités est aussi la même, et les Français continuent à fournir, même proportionnellement, la plus forte somme de mariages.

Mariages contractés à Philippeville depuis sa création

(1838-1873)

ANNÉES	Entre Français	Entre Français et Étrangères	Entre Françaises et Étrangers	Entre Françaises et Musulmans.	Entre Étrangers	TOTAL
1838	»	»	»	»	»	»
1839	1	»	»	»	»	1
1840	5	2	1	»	2	10
1841	9	4	4	»	16	33
1842	17	2	4	»	5	28
1843	21	3	4	»	14	42
1844	24	2	2	»	10	38
1845	25	4	4	»	7	40
1846	29	4	3	»	18	54
1847	32	3	6	»	21	62
1848	33	»	7	»	9	49
1849	30	5	4	»	8	47
1850	32	4	8	»	19	63
1851	34	6	4	»	20	64
1852	27	3	6	»	24	60
1853	33	2	3	»	20	58
1854	23	4	6	»	19	52
1855	30	7	4	»	32	73
1856	33	9	6	»	29	77
1857	37	12	10	»	31	90
1858	41	4	8	1	25	79
1859	42	7	6	»	20	75
1860	47	5	6	1	33	92
1861	46	10	11	»	33	100
1862	53	10	11	»	37	111
1863	55	8	8	»	29	100
1864	45	7	8	»	32	92
1865	40	11	6	»	28	85
1866	46	7	9	»	34	96
1867	42	8	8	»	34	92
1868	46	18	8	»	26	98
1869	50	17	9	»	24	100
1870	44	12	5	»	35	96
1871	35	7	6	»	33	81
1872	56	14	7	»	40	117
1873	53	17	11	»	40	121
TOTAUX...	1.216	238	213	2	807	2.476

Rechercher, pour les périodes antérieures, les causes de certains ralentissements, serait un travail à peu près impossible.

Le résultat d'une telle investigation serait, d'ailleurs, de peu de fruit pour l'objet qui nous occupe.

Il est bien plus intéressant d'étudier les croisements par nationalités, et de constater pour quelle part entrent les enfant du pays dans ces croisements.

Mais avant de pénétrer dans ces particularités, il y a lieu d'insister sur quelques points contenus dans le tableau ci-joint.

Les Français contractent surtout mariage entre eux, et quand ils s'allient aux étrangers, ce sont les hommes qui paraissent le plus portés à ces croisements. La troisième colonne accuse 238 mariages, et la quatrième 213 seulement.

Le chiffre de la population française, avons-nous vu, est légèrement supérieur à celui de toutes les nationalités réunies; les 1,216 mariages entre Français sont cependant bien supérieurs aux 807 mariages entre étrangers.

Et, en outre, les mariages dont le mari est Français et la femme étrangère conservent la nationalité française ; c'est le contraire pour ceux dont la femme française a contracté union avec un étranger. En somme, ce seraient 1,454 mariages français, et 1,020 mariages étrangers.

Notre ville tend donc à conserver son caractère national.

Les mariages avec Musulmans ne comptent que deux exemples, et ce sont, pour le dire en passant, des Françaises qui les ont contractés, tandis que nous n'avons pas ici d'exemple de Français ayant épousé une femme indigène. Nous n'insistons pas, nous aurons à revenir avec plus de développement sur ce sujet, quand nous aborderons l'étude de l'acclimatation et des croisements.

XIII

Le tableau qui précède a toutes les imperfections et toutes les lacunes que nous avons signalées dans le tableau général des naissances et des décès. En effet, dans le groupe des étrangers, on ne spécifie pas les nationalités respectives, et chez les Français, pas plus que chez les étrangers, on ne tient compte du pays de naissance, de façon à faire la part des enfants nés en Algérie.

Afin de combler ces *desiderata*, nous avons dressé un tableau analytique des mariages contractés pendant la période 1854-1873 (1). C'est cette même période dont nous avons étudié en détail la mortalité et la natalité afférentes à chacun des groupes de nationalité.

Nous n'avons pas choisi cette période au hasard, ou seulement dans l'intention de faire cadrer nos recherches sur les mariages, avec les études précédentes sur cette période de 20 ans. Avant 1854,

(1) Les 62 mariages contractés pendant le premier semestre de l'année 1874, se répartissent : *Français*, 36 hommes (2 nés en Algérie); 20 femmes (13 nées en Algérie). — *Italiens*, 11 hommes (3 nés en Algérie); 14 femmes (3 nées en Algérie). — *Espagnols*, 3 hommes et 5 femmes (tous nés en Europe). — *Maltais*, 9 hommes (3 nés en Algérie); 9 femmes (4 nées en Algérie). — *Allemands*, 1 homme et 1 femme (tous deux nés en Europe). — *Autres*, 4 hommes nés en Europe, et 1 femme née en Algérie.

En tout, 29 enfants du pays.

notre ville était trop peu *âgée* pour fournir des mariages d'enfants du pays, nous avons donc pris pour point de départ, l'époque où ceux-ci ont commencé à se marier.

NATIONALITÉS			NOMBRE des Mariages	SE DÉCOMPOSANT			
				HOMMES		FEMMES	
				Nés en Algérie	Nés en Europe	Nées en Algérie	Nées en Europe
MARIAGES	dont les deux conjoints sont	Français	810	30	780	210	600
		Italiens	200	»	200	30	170
		Espagnols	126	6	120	60	66
		Maltais	231	31	200	»	149
		Allemands	50	»	50	4	46
		Autres	15	»	15	3	12
	dont un conjoint est Français et l'autre	Italien	113	9	[illegible]	27	86
		Espagnol	86	6	80	20	66
		Maltais	86	4	82	8	78
		Allemand	60	»	60	12	48
		Autre	»	»	»	»	»
		TOTAUX	1.777	86	1.691	456	1.321

Dans la somme des mariages, les enfants du pays ne tiennent encore que le second rang, mais on en compte déjà 542, dont 86 hommes et 456 femmes. Ces dernières, et c'est naturel, contractent mariage bien avant les hommes.

L'âge moyen, au jour du mariage, durant ces vingt années, pour la population totale, sans tenir compte du lieu de naissance ni de la nationalité, est: 32 ans pour les hommes, et 23 ans pour les femmes. En subdivisant, on trouve que pour les hommes nés en Europe, l'âge moyen du mariage est 25 ans; pour ceux nés en Algérie, il est de 24; les femmes nées en Europe contractent mariage à l'âge moyen de 24 ans, et celles nées en Algérie, à 18 ans.

Nous allons maintenant passer successivement en revue les différentes nationalités.

Français. — Dans cette période restreinte, comme dans la période totale des 35 années, ce sont les Français qui fournissent le plus grand nombre de mariages : 810 entre eux, et 345 par croisement avec les autres nationalités. Dans ces croisements, les 4/5e sont accomplis par des hommes, et les femmes, peu nombreuses, qui épousent des étrangers, sont, à peu près exclusivement, des Alsaciennes s'alliant à des Allemands (Bavarois et Badois).

Les 810 mariages français proprement dits, se répartissent entre 240 enfants du pays, et 1,380 originaires d'Europe. Les femmes nées en Algérie sont en plus grand nombre que les hommes, et inversement, les hommes nés en Europe sont plus nombreux que les femmes de même origine.

L'âge moyen au jour du mariage est : hommes nés en Europe, 34 ans ; hommes nés en Algérie, 27 ans ; femmes nées en Europe, 24 ans ; femmes nées en Algérie, 19 ans.

Ainsi donc, les enfants du pays, sans distinction de sexe, se marient ici plus jeunes que ceux nés dans la Métropole (1).

Les hommes nés en France se marient ici plus tard qu'ils ne le feraient chez eux (34 ans au lieu de 28 ou 29), tandis que les femmes nées en France se marient ici, comme elles le feraient là-bas, à 24 ans.

Si, au lieu d'étudier en bloc, pour vingt ans, les âges moyens, nous étudions séparément des périodes moins longues, nous trouvons que depuis dix ans, l'âge moyen, pour les hommes nés en France, s'abaisse à 32 ans, tandis que, pour ceux nés en Algérie, l'âge moyen tend à s'élever, car il est de 32 ans en 1873.

Chez les femmes nées en Europe, l'âge moyen de 24 ans se maintient ; chez les Algériennes, il s'est élevé de 19 à 20 (1868 à 1871), et tend à s'abaisser à 18 depuis deux ans.

(1) Dans ces calculs on a fait soustraction des veufs et des veuves. L'âge moyen du mariage, d'après les tableaux de M. Bertillon, est en chiffres ronds, pour les *Hommes :* en France, 28 ans ; département de la Seine, 29 ; Angleterre, 24 ; Belgique, 29 ; Hollande, 28, et Italie, 28. — *Femmes :* France, 24 ; Seine, 25 ; Angleterre, 23 ; Belgique, 26 ; Hollande, 26 ; Italie, 24.

Ces différences prêtent à des réflexions que nous allons résumer. Si les hommes venus de France, se marient plus tard, cela tient à ce qu'ils n'ont pas, à leur arrivée, une situation faite comme les enfants du pays qui sont chez eux. Aujourd'hui, l'âge moyen s'abaisse parce que notre ville est assise et que les immigrants n'ont plus, comme ceux des premiers jours, une ville à créer de toutes pièces. Ce qui élève aussi l'âge moyen aux premières années, c'est qu'à cette époque, beaucoup de mariages n'étaient qu'une *régularisation*. Il y a donc, en même temps, *amélioration morale* de nos jours.

Les femmes, moins aux prises avec les difficultés matérielles, n'accusent pas de pareilles oscillations. Celles venues d'Europe se marient à 24 ans, comme en France, et ce chiffre ne varie pas. Si les filles algériennes se marient à 19 ans, et même à 18, n'est-ce pas là un fait de précocité, maintes fois constaté dans les pays chauds? Nous allons voir que les autres nationalités ont une précocité analogue, et que les filles de Français ne leur cèdent en rien.

Italiens. — Dans cette nationalité, on a autant de tendance à s'allier avec les Français qu'avec des concitoyens. En effet, à côté de 200 mariages entre Italiens, nous en comptons 113 par croisement avec des Français.

Les femmes italiennes sont celles que les Français ont jusqu'ici le plus recherchées.

Dans les 200 mariages entre nationaux, il n'y a pas un seul homme né en Algérie.

L'âge moyen du mariage est 30 ans pour les hommes nés en Europe, et 24 ans pour ceux nés en Algérie ; 22 ans, pour les femmes nées en Europe, et 19, pour celles nées ici. Les hommes et les femmes nés ici, se marient plus jeunes que leurs concitoyens venus d'Italie ; ces derniers contractent mariage plus tard qu'ils ne le feraient chez eux. Les filles nées ici se marient, comme les Françaises, à 19 ans ; les hommes un peu plus tôt que les Algériens-Français.

Espagnols. — Ils se marient plus volontiers entre eux qu'avec des

Français. Il faut ajouter que le croisement avec des Espagnols est recherché par les autres nationalités étrangères.

Depuis quelques années, cependant, les Français se tournent davantage vers ce croisement, et les 86 mariages de cette nature inscrits dans le tableau, sont d'époque récente. Cette particularité tient à ce que la colonie espagnole était peu nombreuse dans notre ville aux premiers jours ; elle s'est subitement accrue depuis 1866, comme nous l'avons vu page 42. Cette immigration récente explique aussi le nombre peu élevé des hommes nés en Algérie (6), comparé à celui des filles (60). On peut dire des premiers qu'ils n'ont pas encore atteint l'âge nubile, et prévoir qu'avant dix ans, la fusion entre la race française et espagnole sera la plus fréquente.

Age moyen du mariage : 30 ans pour les hommes nés en Europe ; 24, pour ceux nés en Algérie ; 23, pour les femmes originaires d'Europe, et 19, pour celles nées ici,

Ces résultats diffèrent si peu de ceux constatés chez les Italiens, que les réflexions ci-dessus peuvent se reproduire ici.

Maltais. — C'est surtout entre eux que se marient les Maltais. Le Français épouse si rarement une Maltaise, que les cadres officiels ne portent pas, dans les relevés mortuaires, trace d'enfants issus d'un père français et d'une mère maltaise. Les 86 mariages par croisement entre Français et Maltais remontent aux premières années ; ils sont fournis par des Maltais épousant des Alsaciennes, ou réciproquement des Alsaciens épousant des Maltaises. On peut voir que parmi les enfants maltais nés en Algérie, 12 seulement se sont croisés avec des Français, tandis qu'ils sont 113 de même origine unis entre eux.

Au moment du mariage, les hommes ont un âge moyen de 30 ans chez les originaires d'Europe, de 23, chez ceux nés en Algérie ; les femmes européennes ont 21 ans, et les Algériennes, 18 ans.

Ces dernières sont donc plus précoces encore que les Italiennes, les Espagnoles et les Françaises ; même phénomène chez les hommes nés en Algérie. Les autres chiffres s'écartent assez peu de ceux obtenus chez les Italiens et les Espagnols.

Allemands. — Les Allemands paraissent se marier autant avec des

Français qu'avec des concitoyens. Il n'en est rien en réalité, car les Français qui s'allient ainsi sont Alsaciens, en sorte qu'il n'y a pas croisement.

Nous avons déjà dit que le croisement avec Maltais n'était pas rare chez les Allemands.

On ne compte pas d'hommes nés en Algérie ayant contracté mariage pendant la période comprise dans le tableau, et il y a 16 femmes à peine. Ces chiffres témoignent que les enfants issus d'Allemands, mêmes nés ici, atteignent à grand'peine l'âge nubile, et ils confirment ainsi toutes les preuves que nous avons accumulées touchant la difficulté d'acclimater cette race en Algérie.

S'il n'y a pas d'Allemand-Algérien marié, nous trouvons pour âge moyen du mariage : 33 ans chez les hommes, 25 ans chez les femmes originaires d'Europe, et 19 ans chez celles nées en Algérie.

L'âge tardif du mariage des Allemandes-Européennes s'explique par cette particularité, que la plupart d'entre elles sont retirées de la prostitution.

AUTRES. — Il y a peu de conclusions à tirer de ce groupe disparate de diverses nationalités hétérogènes. Ils ne se croisent pas avec nous, et pour 15 mariages, les enfants nés en Algérie fournissent 3 filles seulement. Celles-ci doivent appartenir à une nationalité (suisse ou grecque) qui se rapproche des races du Midi,

En résumé, parmi les enfants d'Algérie : les Français se marient le plus tardivement, les Maltais le plus tôt ; les Maltaises sont un peu plus précoces que les Italiennes, les Espagnoles, les Allemandes et même les Françaises, qui toutes se marient à 19 ans

Parmi les immigrants européens, ce sont encore les Français qui se marient le plus tard, tandis que pour le sexe féminin, ce sont les Allemandes les plus âgées, et les Maltaises les plus jeunes.

XIV

Il ne suffit pas d'avoir signalé la fréquence des croisements affectionnés par chacune des nationalités, de les avoir classés par ordre de précocité, il faudrait suivre ces unions pour tâcher de découvrir leur fécondité propre et la résistance plus ou moins grande des produits qu'elles ont fournis.

Plusieurs difficultés se présentent qui ne permettent guère une statistique basée sur des chiffres sérieux. D'abord les pièces de l'État-civil ne se prêtent pas à une recherche si compliquée. Et cependant il suffirait d'un *état* convenablement tracé, dont on ordonnerait de remplir les indications et le cadre, par semestre, ou annuellement.

Une récapitulation de fraîche date, embrassant un court laps de temps, exige peu de travail, diminue les chances d'erreur, tandis qu'on se heurte à des difficultés sans nombre, on s'expose à des erreurs inévitables si l'on tente de poursuivre cette récapitulation à travers les registres comportant vingt années. Il y a là une lacune que l'administration pourrait aisément combler, et que nous nous permettons, en passant, de signaler à ses préoccupations.

Une seconde difficulté se présente, non plus inhérente aux vices de la statistique officielle, mais qui tient à un phénomène propre au genre d'existence des populations algériennes.

La population n'est pas encore très-stable dans notre pays, il y a de fréquentes migrations d'une ville à l'autre, surtout de la part des étrangers. Comment suivre alors tel mariage contracté ici. Les enfants naissent ailleurs, et nos registres n'en portent plus trace. Cette difficulté, il faut le reconnaître, tend à disparaître, parce que l'existence devient chaque jour plus stable.

Ce devrait être un motif de plus pour l'administration d'aviser et de prendre telles mesures qui permettront de suivre la filiation et l'origine des naissances.

En dernier lieu nous indiquerons, comme pouvant justifier l'absence de statistique sur ce point, que la seconde génération locale, issue d'enfants du pays, n'est pas encore très-nombreuse, et qu'il est difficile de spécifier quelle sera sa force de résistance et sa faculté de reproduction.

A défaut de conclusions basées sur des chiffres, nous serons réduit à énoncer des affirmations qui s'appuyeront sur ce que nous avons pu constater et sur ce qui nous a paru résulter clairement d'observations personnelles et locales.

Les Français méridionaux, même sans être croisés, ont fourni une descendance féconde, et la fécondité de ces enfants du pays est même très-hâtive. Quand intervient un croissement, on obtient des familles comptant huit et dix enfants, tous vivants. Nous avons vu d'ailleurs que ces croisements sont très-fréquents.

On peut ajouter qu'avec ces croisements entre Français et étrangères, on obtient une génération plus durable. Car, il faut le signaler, les étrangers sont d'une négligence incroyable pour leurs enfants qui sont décimés, surtout dans la première enfance. L'introduction dans ces familles d'un élément français, y apporte les habitudes de petits soins, de bonne hygiène et autres qualités conservatrices dont les étrangers du Midi sont si dépourvus.

La génération qui en résulte, recueillant en héritage la fécondité de l'un des parents, les habitudes civilisées de l'autre, deviendra certainement celle qui s'appropriera le mieux à notre climat.

Ce sont les Français du Nord qui devraient le plus s'attacher à fusionner, notamment les Alsaciens. Ceux-ci, malheureusement, persistent à s'allier entre eux ou même avec des Allemands. Il est inutile d'insister pour démontrer le vice d'une telle habitude, qui est un véritable préjugé de race.

De la descendance des populations étrangères nous avons peu à dire. Elle a toutes les chances de se maintenir, puisque les ascendants sont susceptibles de l'acclimatement spontané.

Nous signalerons, sans conclure plus qu'il ne serait scientifique de le faire, nombre d'unions entre Maltais et Allemands, restées improductives. Les faits que nous avons en vue sont, évidemment, des exceptions, car il paraît plus conforme à ce que nous avons constaté touchant la natalité propre à ces deux races, de croire à l'excellence d'un croisement de cette nature. Ajoutons, cependant, que ces unions, quand elles sont fécondes, sont aussi exposées à une mortalité excessive, car il serait difficile de décider qui des Maltais ou des Allemands montrent le plus d'incurie vis-à-vis des enfants.

Nous ne voudrions pas prolonger outre mesure des réflexions jetées un peu sans suite ni liaison. Il nous paraît peu scientifique et contraire à l'esprit qui a dicté notre travail, de s'égarer en amplifications ne reposant sur aucun chiffre.

Il suffira d'avoir montré qu'il y aurait lieu de suivre les mariages dans leur descendance, pour en apprécier les qualités vivaces et dégager, si l'on peut dire, le type à créer pour résister au climat algérien. Mais ce travail sera celui de l'avenir, et tout en regrettant de n'y pouvoir contribuer, nous avons dû nous contenter de jeter quelques jalons, et signaler les résultats de quelques observations restreintes. On n'oubliera pas que nous n'avons étudié que dans une seule localité, et ce terrain, sur lequel nous avons dû concentrer nos recherches, est trop limité pour permettre des déductions ayant quelque valeur.

XV

Quelles conclusions est-on autorisé à tirer de l'ensemble de faits passés en revue dans les chapitres qui précèdent? Il est facile de les pressentir, non pas que nos chiffres aient été présentés de façon à faire triompher une thèse préconçue, mais parce que la signification qu'ils comportent s'est dégagée d'elle même, au fur et à mesure de l'exposition des faits.

Il ne reste plus, conséquemment, qu'à synthétiser ces déductions analytiques et à formuler des propositions définitives.

Au sujet des populations méridionales de l'Europe : italienne, espagnole, anglo-maltaise, le doute n'est pas possible. Leur acclimatement est un fait démontré, et nos résultats personnels concordent exactement avec ceux de tous les observateurs.

A laquelle, de ces trois nationalités, donner le premier rang ? Nous l'avons vu précédemment, à *Philippeville* ce sont les Italiens qui, dans la balance des naissances et des décès, accusent les plus beaux avantages ; mais on ne saurait accorder plus de valeur qu'il n'en comporte, à cet avantage tout local.

Les Allemands ne paraissent pas pouvoir se relever du jugement porté jusqu'ici contre eux par M. Bertillon et autres démographes. L'acclimatement de la race germanique en Algérie, c'est-à-dire son adaptation spontanée, abstraction faite du secours de l'acclimatation, ne nous parait pas réalisable.

Sans doute il peut y avoir des localités qui soient plus favorables aux Allemands que la nôtre, celles peut-être situées sur les hauts plateaux, à une altitude entre 700 et 1,300 mètres ; sans doute aussi, comme M. Onésime Reclus l'a constaté dans son voyage, il existe en Algérie d'anciennes colonies allemandes très-prospères (1). Mais il nous paraît difficile que l'acclimatement spontané se produise, s'il n'appelle à son secours la science appliquée, en un mot l'art de l'acclimatation.

Si les immigrés allemands s'établissent au hasard, sans une étude préalable et minutieuse sur le choix de certains points qui, par la situation topographique, la température, la bénignité relative de l'impaludisme, se rapprocheraient de leur pays natal ; s'ils s'allient entre eux et ne cherchent pas, au contraire, à se croiser avec les populations méridionales ou avec les enfants du pays, ils seront, il faut le proclamer sans hésitation, inévitablement et promptement décimés.

Ce serait ici le lieu de rechercher si l'émigration alsacienne-lorraine, dirigée surtout sur notre province, a été entreprise et conduite avec un esprit scientifique ; de rechercher aussi à quel succès elle a abouti après deux ans.

Mais ces recherches sont très-complexes et les éléments d'appréciation difficiles à se procurer ; la question, au demeurant, est trop digne d'intérêt pour que nous entreprenions de la résoudre ici, d'une façon incidente. Cette étude sera mieux faite à part, à la fin du volume, à un moment d'ailleurs où nous aurons pu recueillir les renseignements qui, à cette heure, nous font défaut. Ce moment venu, nous tiendrons grand compte des recommandations formulées par le docteur Topinard devant la Société d'Anthropologie : « on ne se

(1) « M. Onésime Reclus, qui arrive d'Algérie, me disait y avoir vu d'anciennes colonies allemandes très-prospères ; les émigrés s'y marient avec des créoles ou acclimatés, et donnent de bons rejetons » — (Topinard, *loc. cit.*)

Cette prospérité n'est pas un fait d'acclimatement, elle est due évidemment aux croisements avec les acclimatés et avec les enfants du pays ; elle corrobore, dès lors, loin de les contredire, les conclusions ci-dessus.

bornera pas à comparer le chiffre des naissances avec celui des décès ; on observera la mortalité immédiatement imputable à l'acclimatation » ; on s'efforcera, en outre, de déterminer si les enfants nés ici, postérieurement à l'immigration paternelle, ont mieux résisté ; à quel âge les chances de mortalité paraissent amoindries et conjurées, et cela, dans chacun des centres peuplés, et comparativement avec les colons algériens établis à côté des Alsaciens dans la même localité.

Les différentes nationalités englobées sous l'appellation vague de *Autres*, paraissent partager, avec les Allemands, le défaut d'aptitude à l'acclimatement. Si l'on se reporte, en effet (page 60), aux coefficients de natalité et de mortalité dénoncés par cette catégorie, on constate que leur natalité, toujours inférieure à celle des Français, est aggravée par une mortalité presque égale à celle des Allemands. On ne saurait cependant attacher aucune valeur à ces indications.

En effet, sous ce titre de *Autres*, entrent surtout des Suisses, des Polonais, des Grecs et quelques rares Anglais. Or ce sont là, si l'on peut dire, des unités qui ne sont pas comparables, car si le Polonais doit partager les aptitudes des races du Nord, il n'est pas douteux que les Grecs peuvent être mis à côté des autres races méridionales. Quant aux Suisses, ils doivent être évidemment rapprochés, suivant leur canton d'origine, soit des Allemands, soit des Français, soit même des Italiens.

Le groupement, sous une appellation unique, de nationalités ayant une origine ethnique si différente, n'est justifiable que par le petit nombre d'individus que chacune de ces nationalités compte dans notre localité, — il en est à peu près de même dans toutes les villes d'Algérie.

Pour se rendre compte de la faculté acclimatable de chacun des éléments compris dans l'appellation générale de *Autres*, il faudrait les étudier, soit dans une ville, où ils seraient plus nombreux, soit dans leur ensemble sur l'étendue de la Colonie entière.

Ainsi, l'on voit combien se justifie notre appréciation, à savoir que les coefficients fournis par les *Autres* n'ont aucune valeur et aucune signification précise.

Reste maintenant à dégager la possibilité ou la non possibilité de l'acclimatement de la nationalité française. C'est le point capital, celui dont la recherche est la raison d'être de ce travail.

Nous devons donc lui consacrer d'assez larges développements. Pour peser impartialement le pour et le contre, et donner finalement un jugement dégagé de toute préoccupation extra-scientifique, il ne sera pas superflu de revenir en peu de mots sur les oscillations de la natalité et de la mortalité des Français, oscillations qui ont été minutieusement décrites au chapitre IX.

Dans l'ensemble des 20 années (1854-1873), la mortalité l'emporte sur la natalité, mais de 22 centièmes seulement.

L'avantage est aux naissances dans les dernières 15 années, malgré deux épidémies et l'exagération des affections endémiques due aux mouvements de terres nécessités par la construction du port et de la voie ferrée de Philippeville à Constantine.

En résumé, la conclusion à tirer touchant l'acclimatement de la race française en Algérie doit s'appuyer sur ce fait que la mortalité, excessive au début, s'est graduellement améliorée pour devenir actuellement inférieure à la mortalité. Et comme corollaire, les enfants nés en Algérie ont montré assez de résistance pour atteindre l'âge du mariage.

Ces résultats, on le voit, sont bien plus satisfaisants que ceux obtenus par les recherches de M. Bertillon. Et ce démographe ne concluait pas absolument au non acclimatement, il exprimait seulement des doutes et des réserves.

Pouvons-nous, avec nos résultats évidemment meilleurs, formuler des conclusions moins timides ?

Nous avouons éprouver à cette heure une hésitation bien naturelle, tant notre esprit appréhende de paraître, ou pas assez dégagé de toute inclination sentimentale, ou, par une exagération contraire, trop porté à pousser à l'extrême les exigences de la preuve scientifique.

Cependant il nous semble, en toute conscience, qu'il n'est pas impossible d'admettre que les immigrants français peuvent faire ici souche.

En effet, nos pères débarqués à Philippeville, n'y ont pas trouvé une ville installée pour les recevoir. C'était un camp établi sur les ruines romaines de l'ancienne RUSSICADA.

Il leur fallut coucher sous la tente, puis sous des baraquements, sur un sol reposé depuis des siècles, car la tribu des *Beni-Melek* qui l'occupait à notre arrivée, abritée sous de misérables gourbis, y cultivait quelques figuiers seulement.

Ce n'était pas assez de pareilles conditions si favorables aux atteintes de l'impaludisme, il fallait vivre dans un *qui-vive* continuel, faire le coup de feu, nuit et jour, pour se protéger contre les attaques hardies des maraudeurs. Que l'on ajoute encore à ces f cheuses conditions hygiéniques, l'ignorance où l'on était à cette époque, du traitement curatif ou préservatif des affections endémiques.

Eh! bien, malgré ces luttes incessantes contre la nature et l'ennemi, malgré le tribut payé à la maladie et à la mort, nos pères ont pu se maintenir, créer et développer une ville prospère, produire et conserver une descendance qui déjà a atteint l'âge d'homme.

Parmi les représentants de cette génération nouvelle, les uns, nés en France, sont venus ici dans leur bas-âge, les autres, nés à Philippeville, quelques-uns, comme nous, aux premières années de l'occupation, sont devenus pères à leur tour. Pourquoi nos enfants ne prospéreraient-ils pas, eux qui n'auront pas à subir, étant nés ici, les épreuves de l'acclimatement?

Et les immigrants actuels, comment ne pas admettre, pour eux et les enfants qu'ils emmènent, une facilité plus grande à l'acclimatement, eux qui, abordant dans une ville bâtie et devenue saine, n'auront pas, comme nos pères, école à faire, épreuves à surmonter?

Et cependant, désireux surtout de raisonner de sens calme, et de ne pas paraître emporté par un lyrisme inopportun, il nous paraît indispensable de faire certaines réserves et d'établir parmi les Français des distinctions et des catégories.

Parmi les Français, ceux originaires des provinces méridionales: Provençaux, Gascons, Corses, etc., sont dans des conditions, sinon identiques, du moins très-semblables à celles des Espagnols et des Italiens. Si dans la statistique de nos nationaux on pouvait faire la part des méridionaux, il n'est pas douteux que les coefficients de mortalité et de natalité donneraient pour eux des résultats équivalents à ceux accusés par les populations méridionales étrangères.

Ce qui, à notre sens, exagère les coefficients français, c'est la présence, antérieurement à la dernière guerre, de nombreux Alsaciens qui, français par la nationalité, se rapprochent cependant beaucoup plus, par les caractères ethniques, des Allemands que des Provençaux ou des Corses.

Evidemment, nous n'avons aucun chiffre à produire pour démontrer ce que nous avançons, mais il nous semble que nos hypothèses n'ont rien de fantaisiste, et nous pouvons avancer qu'elles se confirmeront le jour où, dans les recensem nts de population, l'administration fera établir une colonne destinée à indiquer le lieu de naissance des immigrants.

A défaut de preuve mathématique, nous pourrions invoquer notre expérience. La plupart de nos condisciples appartiennent, comme nous, à des familles du Midi, et nous avons sous les yeux un fait qu'on ne pourrait démentir : ce sont précisément ces familles originaires du Midi, les plus nombreuses dans notre localité, qui ont beaucoup d'enfants et qui les conservent le mieux.

On peut donc affirmer que si l'acclimatement des Français tend chaque jour à se démontrer davantage, il est permis *scientifiquement,* aujourd'hui, d'admettre pour les Français du Midi la faculté de vivre et de se perpétuer à l'égal des autres populations méridionales de l'Europe. Est-ce à dire qu'il faille desespérer d'implanter dans la colonie algérienne les Français du Nord ?

Loin de nous cette affirmation, car à supposer que leur acclimatement soit absolument douteux, n'est-il pas évident qu'en appelant à son aide toutes les ressources de l'art de l'acclimatation, on pourra se flatter de donner aux hommes du Nord les facilités dont la nature les a doués à un moindre degré que leurs concitoyens du Midi?

XVI

Afin de mieux établir quelle direction doit prendre l'industrie de l'homme pour faire l'*acclimatation*, et à quel moment elle doit intervenir, nous rappelerons les quatre phases par lesquelles doit passer successivement une race déplacée et implantée dans un climat nouveau. Les trois premières de ces phases ont été décrites (pages 64 et 65) ; la première et la seconde, avons-nous dit, concernent l'individu immigré et sont constituées par les phénomènes aigus et chroniques de l'endémie. C'est à ces phénomènes morbides, auxquels nul ne peut se flatter d'échapper, qu'est due la mortalité excessive des premières années de toute colonisation.

Quand ces deux périodes ont été surmontées, que le colon a pu fournir une descendance, les nouveaux-nés des premiers colons subissent à leur tour la troisième période.

Cette épreuve leur est souvent funeste, mais nous avons constaté que la jeunesse algérienne l'a supportée sans trop de peine, puisqu'elle a atteint déjà l'âge adulte, et donné naissance à la seconde génération locale.

A ce moment survient la quatrième épreuve dont nous allons, faute de pouvoir mieux dire, emprunter la peinture saisissante à M. Bertillon :

« Quand le colon a triomphé des trois premières périodes, quand, grâce aux soins, à l'hygiène, ou seulement à une apparente bénignité du climat, les enfants de la première, de la seconde... génération se sont élevés, qu'une certaine prospérité se manifeste, il peut arriver, peu après cet éclair de vigueur de la jeune colonie, un temps d'arrêt, puis bientôt une dégradation évidente : les naissances deviennent moins nombreuses ; elles ne sont plus en rapport avec les subsistances, avec l'abondance du travail ; elles compensent à peine les décès, ou laissent un déficit ; l'activité intellectuelle, l'activité physique baisse ; des mercenaires, des esclaves deviennent indispensables pour nourrir cette population étiolée, et des garnisons étrangères pour la garder et la défendre ! »

Tel est le point culminant et critique où se trouve aujourd'hui placée la colonisation française en Algérie. Les Français, pour nous occuper d'eux exclusivement, sont-ils menacés par cette quatrième et dernière crise ? Réduits aux propres forces de l'acclimatement spontané, on ne saurait trop se flatter de les voir échapper à cette menace. C'est d'ailleurs au temps à fournir la preuve scientifique de notre résistance.

Mais il est en notre pouvoir un moyen d'éviter une épreuve qui peut être funeste, c'est d'aider l'*acclimatement* de toutes les ressources de l'*acclimatation*.

Si optimiste que l'on puisse être à l'égard de notre avenir, il n'est pas moins indispensable de recourir à la science appliquée, car on ne joue pas avec la vie et la santé des colons, et pour s'endormir dans une ignorante quiétude, on ne saurait compromettre l'avenir colonial de la France dans nos contrées.

Notre devoir, à défaut de notre intérêt immédiat, nous commande donc d'appliquer les données que l'art humain a su découvrir, et dont il a su, faut-il ajouter, faire l'essai, avec un succès si encourageant, chez les animaux.

Ce serait incontestablement sortir des limites tracées par le titre de cet ouvrage, que d'exposer ici toutes les indications fournies par l'art de l'acclimatation.

Il nous suffira de signaler certaines recommandations de l'hygiène dont l'expérience, même vulgaire, a reconnu la nécessité, touchant l'habitat, le genre de vie, le vêtement, l'alimentation, et en ce qui concerne plus spécialement ce pays, toutes les précautions pour éviter les atteintes de l'impaludisme, ou du moins pour échapper à ses conséquences mortelles.

Nous insisterons simplement sur deux points, dont l'un touche aux modifications à faire subir au *milieu*, et l'autre à l'organisme, et pour les résumer chacun d'un mot : la *culture* et le *croisement*.

La culture, avec tous les procédés qu'elle met en usage : défrichements, plantations, canalisation, drainage, a de tout temps été considérée comme étant le meilleur moyen de modifier le climat et d'assainir un pays, surtout lorsqu'il exhale les miasmes palustres et telluriques. Ce serait le cas ici où tout le sol, et non-seulement les marais, est producteur de la *mal'aria*.

Viendra-t-on à bout de détruire le germe producteur de l'*impaludisme* sous toutes ses formes, et la culture, ainsi que le pense la croyance publique, et comme l'admettent des théories savantes, en viendra-t-elle à bout, de façon à rendre un jour plus réel, l'acclimatement spontané des nationalités européennes? Sans doute les travaux successifs et bien entendus de l'agriculture, assainissent un pays. Mais sans aller jusqu'à prétendre que l'influence de la culture est, dans les pays chauds, moins efficace que dans les climats tempérés, toujours est-il que nous ignorons scientifiquement, quel procédé sera le plus puissant, le plus prompt à donner des résultats.

Quel genre de plantation, par exemple, sera le plus propre à absorber le miasme tellurique? Toutes les plantations en général sont réputées posséder cette propriété *absorbante*, d'autres plus spécialement et tour à tour, ont joui de cette réputation. Nous avons entendu des praticiens vanter les vertus de la vigne ; aujourd'hui, l'*Eucalyptus globulus* passe pour détruire la fièvre. Ce serait même un point acquis à l'hygiène, s'il faut en croire le docteur Gimbert (de Cannes) :

« Cet arbre qui pousse avec une rapidité incroyable, qui peut absorber dans le sol dix fois son poids d'eau en vingt-quatre heures, qui répand dans l'athmosphère des émanations camphrées antiseptiques, devait à coup sûr jouer un rôle très-important dans l'assainissement des contrées miasmatiques. »

Ainsi s'exprime notre confrère, et il relate à l'appui les nombreux résultats d'assainissement obtenus par ce végétal en Australie et surtout en Algérie (1).

Dans la province d'Alger on a entrepris sur une vaste échelle la culture de l'*Eucalyptus*, et l'on dit en avoir obtenu les résultats les plus satisfaisants. Personnellement nous ne saurions ni appuyer ni contester cette réputation.

Dans nos environs on commence à border les routes avec ce végétal, mais on n'a pas créé, comme dans les environs d'Alger, de vastes pépinières. La Compagnie du Chemin de fer en a entouré les gares, et surtout quelques maisonnettes, réputées les plus malsaines dans la plaine du Saf-Saf. Je dois dire que, médecin du Chemin de fer, je n'ai pas constaté grande amélioration dans l'état sanitaire depuis ces plantations d'*Eucalyptus*. Peut-être ce résultat négatif tient-il à la parcimonie que l'on a mise à planter cet arbre bienfaisant. Aussi ne voudrais-je pas mettre cette observation toute locale et si restreinte, en contradiction avec les nombreuses affirmations du docteur Gimbert, d'autant plus que je sais des confrères algériens qui partagent sa conviction et son enthousiasme.

Quoi qu'il en soit, il est un fait indiscutable, c'est que, fut-elle douée du pouvoir modificateur et assainissant qu'on lui prête, la culture ne pourra donner cette réalisation qu'avec le temps, et un

(1) *Comptes-rendus de l'Académie des Sciences*, 6 *octobre 1873*. — Voici entre autres deux des faits les plus probants cités dans le travail du docteur Gimbert :

« A 32 kilomètres d'Alger, à Fondouk, dit M. Trottier, je possédais une propriété dont l'habitation se trouvait près de la rivière Hamize qui, par ses émanations, donnait chaque année la fièvre paludéenne aux fermiers et à leurs serviteurs. Au printemps de l'année 1867, je plantai sur cette terre *treize mille* ***Eucalyptus globulus***; en juillet 1867, époque où les fièvres commencent à sévir, les fermiers eurent un immunité complète. Les arbres cependant avaient à peine deux ou trois mètres d'elévation. Depuis lors, la population sédentaire a été exempte de fièvres. »

« La ferme de Ben Machydlin, dans les environs de Constantine, était, il y a quelques années, réputée pour son insalubrité Elle était couverte de marécages en hiver, en été. Aujourd'hui tout cela a disparu *Quatorze mille* pieds d'*Eucalyptus* ont desséché complètement le sol en cinq ans ; ils répandent constamment dans l'atmosphère des vapeurs aromatiques.

» Les fermiers n'ont plus la fièvre, leurs enfants sont brillants de santé. »

temps très-long. Qu'on y songe bien, l'Algérie a un territoire aussi vaste que celui de la France, et elle n'a qu'un peu plus de deux millions d'habitants (y compris les Arabes).

Combien de temps faudra-t-il pour défricher, canaliser, une si grande étendue de pays avec si peu de bras ? Est-il sage de se fier, en présence de cette perspective, aux seuls résultats des travaux de l'agriculture ?

Il y a certainement utilité et obligation d'entreprendre dès maintenant, et de poursuivre avec la plus grande énergie, cette œuvre de colonisation, mais la prudence nous commande de pratiquer concurremment un procédé d'acclimatation qui est entre nos mains et dont les résultats sont immédiats et, pour le dire aussi, plus certains.

Ce procédé consiste dans le croisement.

« Pour obtenir, dit M. Flourens, par le climat ou par la nourriture ce que l'homme peut obtenir par le croisement, il faut une longue série de siècles. »

A côté des avantages sérieux du croisement, il est une considération particulière qui doit nous porter à pratiquer ce mode de colonisation: c'est l'existence sur le sol algérien d'une race blanche en voie de formation. Les éléments dont elle se compose et dont nous venons d'etudier la vitalité et la résistance particulières, ne sont pas également propres à fournir le type désirable. Il convient donc, par des combinaisons étudiées, se basant sur les faits et non sur les inclinations sentimentales d'un patriotisme étroit et dangereux, par des alliances appropriées, créer pour ainsi dire, de toutes pièces, des types nouveaux et résistants.

Pour atteindre un tel but, il faut imiter l'œuvre des paysans russes s'avançant à la conquête des dernières régions boréales.

Ces Slaves se croisent avec les femmes finnoises, samoyèdes, et grâce à cette infusion du sang *ougrien*, leur progéniture peut résister aux frimas. La résistance aux climats chauds et miasmatiques est peut-être plus difficile à acquérir, et négliger ici ce qui réussit si bien aux populations septentrionales, serait s'exposer bénévolement à des mécomptes incalculables.

Posons les données du problème : La nouvelle race blanche qui se forme en Algérie est composée de Français maîtres et conquérants, et à côté d'eux d'une population étrangère dont le nombre s'accroît annuellement au point d'atteindre presque aujourd'hui le chiffre des Français. Ces étrangers sont, pour la plupart, originaires des contrées méridionales de l'Europe ; les races septentrionales (Polonais, Allemands) y comptent également de très-nombreux représentants.

A côté de ces populations immigrées d'origines si différentes, vivent les Indigènes qui se divisent, sans entrer dans les détails et ne tenant compte que des groupes les plus importants, en Berbères, Arabes, Israélites et Nègres.

La solution du problème est de découvrir, en tenant compte des aptitudes particulières à chaque élément, de leur fécondité propre, quels sont les mariages qui réussiront le mieux, ceux qu'on doit encourager.

Il faut ajouter qu'à côté du problème *ethnique* se place une question politique qui a bien sa valeur, et dont l'anthropologiste ne peut ni ne doit méconnaître les exigences. L'Algérie est une colonie française ; c'est l'or et le sang de la France qui ont arraché ce pays aux barbares, et il est bien juste que tous les efforts tendent à maintenir le nom français sur la terre africaine.

Le sang français doit en conséquence être la mise première, de manière à ce que l'infusion des autres sangs produise non-seulement une race vivace, mais encore une nationalité *franco-algérienne.*

La question se résume donc à trouver quels sont les alliances et les mariages qu'il convient aux Français de contracter, pour obtenir une descendance qui se maintienne par voie d'acclimatement pur.

L'exemple des Slaves se croisant avec les femmes finnoises, samoyèdes, et sans sortir de notre sol, l'exemple des blonds du Nord s'alliant aux bruns de la Lybie, etc., etc., donne en premier lieu à supposer la nécessité de mêler le sang français aux sangs arabe, berbère, israélite.

Puis si l'on tient compte des origines mixtes des Espagnols, des Italiens, des Maltais, on peut conclure à la nécessité de nous mélanger à eux, surtout en présence de leur acclimatement si facile dont nous avons précédemment fourni les preuves irrécusables.

XVII

L'assimilation du peuple arabe, la fusion de la race vaincue dans la race conquérante, ne préoccupent pas d'aujourd'hui les esprits. Au premier jour de la conquête, on peut dire, la question s'est imposée, et depuis lors, la presse algérienne a constamment tenté de la résoudre, ou du moins d'en rechercher la possibilité. Mais, il faut le dire, le problème a surtout été envisagé au point de vue politique, sans trop s'appuyer sur des connaissances démographiques.

C'est pour cette raison, sans doute, que la lumière n'est pas faite et que les considérations invoquées ont fourni une base incomplète. Ainsi, l'on parle des Arabes, sans faire la moindre distinction, comme s'il s'agissait d'une unité ethnique. Il n'en est rien cependant, et les indigènes-musulmans, que l'on désigne sous le terme générique d'Arabes, dans le langage courant, n'appartiennent pas tous à la race arabe. Or il importe de distinguer, les Arabes proprement dits, venus de l'Asie 700 ans après Jésus-Christ, qui conquirent le Nord de l'Afrique et le convertirent à la religion musulmane, il importe, disons-nous, de les distinguer des Berbères, qui sont plus nombreux et surtout plus anciennement établis.

Cette distinction est d'autant plus nécessaire, que non-seulement des caractères distinctifs de race et d'origine les séparent, mais encore des usages et des institutions politiques bien différentes. Sans entrer dans de longs détails, dont la place n'est pas ici, nous rappellerons que les Berbères (Kabyles, Chaouïa, Beni-M'zab) entrent dans la composition des races algériennes, pour une proportion de 75 pour cent, que leur organisation est démocratique, fédérative, tandis que les Arabes ont un état social aristocratique et théocratique, et sont dans la proportion de 15 pour cent seulement. Les caractères moraux ne diffèrent pas moins : le Kabyle est actif, propriétaire individuel, industrieux, monogame; l'Arabe est indolent, nomade, contemplatif, polygame, etc., etc.; au point de vue des caractères physiques, il a des différences bien tranchées.

Un caractère commun leur appartient, Arabes et Berbères sont musulmans-orthodoxes. Cette communauté superficielle est sans doute cause de la confusion qui fait dénommer Arabes, tous les indigènes (sauf les Israélites) soumis à la domination française.

Ainsi donc la fusion, envisagée au point de vue démographique, doit tenir compte des distinctions, et dans l'etude des croisements entre Français et indigènes, il faut rechercher leur possibilité avec les deux grands éléments : Berbères et Arabes.

On peut établir *a priori*, que le Berbère qui, à son origine, a eu une infusion de sang d'hommes venus du Nord (le caractère blond se retrouve chez les Kabyles par voie d'atavisme), qui jouit d'institutions politiques électives, qui, par la monogamie, est accessible à la vie de la famille, se mêlera plus facilement aux Français que les Arabes originaires de l'Asie. Si l'on ajoute que le Kabyle prend volontiers du service dans l'armée française, on s'expliquera l'opinion de M. Aucapitaine : « Dans cent ans, ils seront Français. »

Nous ne partageons pas, cependant, cette espérance, surtout à échéance si rapprochée. A notre avis, la différence des religions sera de longtemps un obstacle à la fusion des Français avec les Berbères et les Arabes musulmans. A elle seule cette différence des religions justifierait peut-être la boutade du maréchal Pélissier : « Faites bouillir dans une même marmite un Arabe et un Français, vous verrez deux bouillons se séparer. »

Et de fait, les mariages contractés avec les indigènes sont exceptionnels, nous en comptons dans notre localité, 2 seulement.

On remarquera que les Français ne recherchent pas les femmes indigènes, en mariage du moins. Si les femmes françaises y sont plus portées, cela tient sans doute à ce que les musulmans habitant les villes, prennent assez facilement nos usages, surtout nos vices, et que d'ailleurs ils perdent l'usage de condamner leurs femmes à la claustration complète.

Les alliances non légales sont plus nombreuses que les légitimes, j'en ai actuellement sous les yeux quelques-unes, et dans ce cas encore, ce n'est pas le Français qui cohabite avec une indigène, mais tout le contraire, comme au cas d'union légitime.

Pour appuyer l'*a priori* ci-dessus, qui peut faire présager l'excellence du croisement franco-indigène, je puis, à défaut de statistique officielle et plus complète, dire que j'ai connu deux couples ayant des enfants, un entre autres composé d'un musulman et d'une Allemande, qui a été très-fécond et dont les descendants se sont parfaitement maintenus.

Mais ce ne sont là que des exceptions, et l'on peut admettre en principe que de longtemps la fusion, même avec l'élement berbère, sera irréalisable.

Est-ce à dire que la religion sera un obstacle insurmontable? Non; l'obstacle est évident, il retardera de plus d'un siècle, pensons-nous, malgré la prédiction de M. Aucapitaine, l'unification des deux races, mais il pourrait céder avec le temps.

Ne voit-on pas aux Antilles le croisement facile et fréquent des Espagnols avec les indigènes de couleur noire. Là aussi, il y a différence de religion, et l'Espagnol est plus accessible que le Français, aux préjugés religieux — et ces rapprochements étaient qualifiés crimes par le père Labat, en 1700. — Mais, tandis que l'Espagnol et le Portugais ont du penchant pour la race nègre, le Français des Antilles s'y montre réfractaire, comme le Français en Algérie.

Il y a, à coup sûr, des affinités de races qui dominent et régissent les raisons d'antipathie ou d'attraction, et contre lesquelles les résistances et les objurgations du fanatisme religieux sont impuissantes. L'Espagnol, en effet, a du sang africain par deux fois infusé dans les veines; ainsi s'explique son affinité avec le nègre, en dépit des préjugés de la foi dont, plus que nous, il est esclave.

Le Français, qui n'est pas fait de sang africain, se montrera plus longtemps, sinon toujours, réfractaire à la fusion. Si, d'ailleurs, la religion était le seul obstacle, il serait facile de le faire tomber en empêchant le contact du musulman algérien avec l'Orient. C'est l'opinion de mon collègue au Conseil général, le commandant Payen, qui connaît le peuple arabe. Dans une communication orale, il me disait n'avoir pas grande foi dans l'assimilation de l'indigène. La religion lui paraissait un empêchement sérieux, mais ajoutait-il, il substistera tant qu'on n'aura pas coupé court aux relations avec l'Orient, et qu'on ne se décidera pas à isoler l'indigène en Algérie.

Cette appréciation d'un homme si compétent s'impose d'elle-même. Il est trop certain que le pèlerinage de la Mecque entretiendra toujours l'esprit superstitieux, la suprématie du *marabout,* qui seront toujours les plus grands obstacles à notre domination et à notre fusion, sans compter, à un autre point de vue, qu'il aide au développement des maladies qui déciment le peuple arabe (1).

(1) Cette décimation du peuple arabe se traduit par des chiffres effrayants. En 1830, époque de la conquête, la population indigène était évaluée à 3 millions d'habitants. Les deux recensements officiels, réguliers, accusent les chiffres suivants :

1866	2.652.072	habitants.
1872	2.125.045	—

En 42 ans, le déchet a donc été de 874,955 habitants, soit une moyenne de plus de 20,000 décès par an.

Mais dans la dernière période de 1866 à 1872, marquée par la famine, le typhus, l'insurrection, la diminution a été plus effrayante encore.

En 6 ans, il y a eu disparition de 527,027 Arabes.

C'est-à-dire que la moyenne n'est pas de 20,000 décès par an, mais de plus de 87,000 !

Si cette progression désastreuse se poursuit, ne peut-on pas prédire l'extinction des Indigènes, avant le jour ou leur fusion aura été rendue réalisable ?

Qu'on le remarque d'ailleurs, cette disparition n'est pas le fait du refoulement ou d'autres mesures de *politique humaine*. Elle est due tout entière à des causes supérieures à notre volonté, qu'énumérait dans les termes suivants notre ami et collègue au Conseil général, M. J Vinet :

« Le peuple arabe meurt, il périra. Il tombe sous les coups d'une loi supérieure à la volonté humaine, loi implacable dans ses effets, puisqu'elle ne souffre aucune exception. C'est la loi qui a fait le vide dans l'Amérique du Sud ; qui le fait actuellement en Tunisie ; en Algérie où cependant des efforts immenses ont

A notre avis, il est d'autres causes qui rendront pour longtemps problématique notre croisement avec les indigènes, c'est la *syphilis* et la *sodomie,* toutes deux endemo-constitutionnelles, et pour l'extinction desquelles la morale et l'hygiène ont beaucoup trop à faire.

Pour toutes ces raisons, l'acclimatement, par le moyen du croisement avec les indigènes musulmans, nous paraît une utopie à peu près irréalisable, ou tout au moins, une tentative à rejeter pour le moment.

Pour achever ce que nous avons à dire du croisement avec les indigènes, nous aurions à nous occuper des Israelites indigènes. L'adaptation de la race juive aux climats tropicaux, n'est plus à démontrer. Le résultat de notre fusion avec elle serait, à coup sûr, des plus avantageux. Nous ajouterons qu'il ne serait pas impossible.

Les cas d'unions légitimes ou autres sont beaucoup plus fréquents qu'avec les musulmans. La différence des religions existe bien également, mais outre que la religion juive est répandue en France, il est certain qu'elle opposera moins d'obstacles à la fusion.

De plus, la famille israelite habite la ville, plus exposée, dès lors, aux chances de promiscuité dont les villes sont l'occasion ; le

été accomplis pour en enrayer les effets ; aux Indes, enfin, où elle s'exerce sur la plus vaste échelle.

» Cette loi qui fait disparaître les peuples arriérés, surgit dès que se créent les relations commerciales avec le monde civilisé ; et elle frappe aussi bien s'il y a colonisation, comme en Algérie, que s'il n'y a pas peuplement européen, comme aux Indes et en Tunisie.

» Ce qui tue le peuple arabe, ce sont ces relations fréquentes qui mettent les populations fatalistes en face de peuples à initiatives individuelles et organisés pour les affaires ; qui ouvrent aux échanges des pays, dont les Indigènes refusent de prendre les habitudes, les procédés et les institutions rendus nécessaires par ces échanges mêmes ; qui enfin, en multipliant les rapports, multiplient aussi la fréquence des épidémies, sans que les individus veuillent adopter les règles d'hygiène, de nourriture et de médication enseignées par la science moderne.

» Le peuple arabe meurt des conséquences de ses relations commerciales avec le monde civilisé. Il meurt de rester immobile dans son fatalisme et ses préjugés, quand tout progresse autour de lui.

» Ce n'est pas une théorie, c'est un fait ; les Arabes diminuent de plus de vingt mille par an. »

juif commerce, est en relations plus directes avec nous; déjà il abandonne son costume national, il prend nos habitudes, il a même été fait citoyen français, il va être incorporé dans notre armée.

Toutes ces particularités le rapprochent du Français, et, dernière considération qui a bien sa valeur, l'Israélite n'est pas affecté des maladies constitutionnelles, ou des dépravations morales, qui, nous devons le répéter, nous éloigneront toujours des musulmans.

Le croisement avec cet élément de la population indigène est non-seulement désirable, mais possible.

XVIII

En présence de l'avenir incertain, éloigné tout au moins, où l'on pourra se flatter de fusionner le sang français avec le sang arabe, n'est-il pas d'autres croisements à tenter, plus faciles et plus immédiats, et dont les résultats pourront fournir une race française acclimatable?

Il est urgent de résoudre cette question, à l'heure où une génération nouvelle, née dans le pays, aura la mission de perpétuer la nationalité et le nom français.

On a pu constater dans la première partie de ces recherches, la fécondité merveilleuse et la résistance vivace des races latines originaires du bassin européen de la Méditerranée. Ces races sont placées dans les meilleures conditions pour réussir en Algérie. Non-seulement, elles n'ont à subir que le petit acclimatement pour se maintenir ici, puisqu'elles proviennent de bandes isothermales et limitrophes, mais encore les éléments dont elles sont formées leur ont donné la faculté de résister au climat algérien. Toutes ont retenu à travers les siècles, les vertus de l'organisme africain dont elles ont reçu l'héritage.

Les Espagnols sont les produits croisés avec des races africaines (Ibériens, Syro-Arabes et Maures); les Italiens (la plupart de ceux qui sont ici sont originaires de l'ancien royaume des Deux-Siciles), ont, par les Liguriens, les Carthaginois, les Sarrazins, les mêmes origines mixtes que les Espagnols; les Maltais, qui ont conservé quelque chose des mœurs, du genre de vie et même de la langue arabe, si bien qu'on les appelle des Arabes chrétiens, sont issus de mélanges analogues. Il n'est pas douteux que les alliances contractées avec ces nationalités, donneraient aux Français l'immunité pour prospérer en Algérie. C'est à cette fusion qu'il faut pousser, elle est moins chimérique que celle avec les Arabes. Que dis-je? elle est un fait accompli, tant il semble que ce besoin s'impose.

Si l'on se reporte au tableau récapitulatif des mariages (page 86), on constate que, tandis que les Espagnols, les Italiens, les Maltais contractent, d'une part: entre eux, 557 mariages, d'une autre part ils en contractent 285 — *plus de la moitié* — par croisement avec les Français.

N'y a-t-il pas là comme une obéissance inconsciente à un besoin, à une loi sociale?

En pénétrant dans le détail, les Italiens contractent entre eux 200 mariages, et 113 par croisement; les Espagnols, 126 entre eux, et 86 par croisement; les Maltais, 231 entre eux, et 86 par croisement.

Ainsi donc, le Français est facilement porté vers l'Italien, et par une coïncidence naturelle, c'est l'Italien qui, à Philippeville, accuse la plus belle prospérité.

Les Espagnols nous attirent moins, et les Maltais bien moins encore, ce qui s'explique par la rudesse sauvage et leur façon de vivre qui les rapprochent beaucoup des Arabes.

Il est certain que ces mariages mixtes deviendront plus nombreux par la suite, quand le nombre des enfants, nés en Algérie, et parvenus à l'âge du mariage, seront plus nombreux. Français, Italiens, Espagnols, Maltais, élevés en commun, rapprochés dans les écoles ouvertes gratuitement à toutes les nationalités, s'uniront avec moins de répugnance (1). Les enfants issus d'étrangers auront perdu

(1) A Philippeville, les écoles communales reçoivent 811 garçons et 831 filles de toutes nationalités On compte : *Français*, 380 garçons, 286 filles ; *Italiens*, 153 garçons, 118 filles ; *Espagnols*, 128 garçons, 171 filles ; *Maltais*, 96 garçons,

de la rudesse et surtout de l'ignorance de leurs ascendants, ceux issus de mariages mêlés auront encore moins de répugnance pour un croisement nouveau avec les similaires de l'un de leurs parents.

Ce ne sont pas seulement les Français qui ont tout à gagner à ces croisements, les autres races méridionales ne manqueront pas d'acquérir à ce mélange, des qualités nouvelles.

On a pu constater la mortalité excessive de ces nationalités, et l'on peut dire qu'elles ne se perpétuent que par leur fécondité inépuisable. C'est sans doute un phénomène naturel qu'une natalité élevée entraîne une mortalité correspondante, mais l'on sait avec quel oubli des soins de propreté ou d'hygiène usuelle, sont élevés les enfants étrangers. Les Français, au contraire, ont plus au cœur les sentiments de la famille, et pratiquent mieux les soins attentifs qu'elle inspire. Si donc, par croisement notre fécondité doit s'accroître, nous apporterons en retour une conservation plus grande. Le coefficient général de la natalité s'élèvera, mais celui de la mortalité diminuera.

Avant un siècle, grâce à l'acclimatation par voie de croisements, il se sera créée ici, une race nouvelle, vivace et brillante, attachée indissolublement au pays, sans arrière-pensée d'attachement ou de retour à la patrie étrangère des ascendants. Si l'on veut que chez cette race devenue autochtone, le sang et le nom français prédominent, il est indispensable de pousser aux alliances entre toutes les races méridionales de l'Europe.

Parmi ces races européennes, nous n'avons envisagé que l'origine et la composition de celles ayant une nationalité étrangère.

Mais dans le Midi de la France se trouvent des populations qui, à notre avis, doivent jouir des mêmes privilèges que leurs voisines et

190 filles ; *Allemands*, 34 garçons, 53 filles ; *Autres*, 8 garçons ; *Israélites indigènes*, 3 garçons ; *Musulmans*, 9 garçons, 13 filles.

La population feminine est donc la plus nombreuse ; chez les Français, les garçons paraissent l'emporter, mais il n'en est rien. Les écoles libres qui n'entrent pas dans cette statistique doivent contenir approximativement une centaine de filles françaises, tandis que pour les garçons il n'y a pas d'établissement d'instruction privé, le college aussi bien que les autres écoles étant des institutions communales.

limitrophes, notamment celles originaires de la Corse, du Languedoc et de la Provence.

Elles n'auraient, elles aussi, à subir que le petit acclimatement. Et, si l'on tient compte des invasions et des conquêtes successives qu'ont eu à subir les régions du Midi de la France, il est certain que la composition de ces races est aussi mélangée que celle des Espagnols et des Italiens.

Les Provençaux, les Languedociens, les Corses, sont les colons qu'il faut de préférence appeler en Algérie; ils pourraient s'y développer et se maintenir par le simple acclimatement, et s'il était indispensable pour eux, de recourir aux croisements, ils s'y prêteraient volontiers et plus facilement que les Français du Nord.

Quant à ceux-ci, il ne paraît pas qu'ils puissent échapper à la nécessité de s'allier au moins avec les Français du Midi, ou mieux avec les acclimatés et les créoles algériens.

XIX

Il n'est pas encore entré dans les habitudes, en France, quand il s'agit de gouvernement ou d'administration, de s'arrêter aux indications de la science.

Longtemps encore, la politique ne sera qu'un *art* fait d'empirisme et de traditions, et l'homme d'État un artiste, étranger à toute notion positive sur les phénomènes et les lois sociologiques.

C'est en matière de colonisation surtout, qu'éclate l'esprit de routine aveugle et l'absence de toute préoccupation scientifique.

Que dans le choix d'un *point* à occuper dans le but d'implanter le drapeau national, on s'inspire exclusivement de ces considérations particulières qu'on appelle banalement politiques, la chose se conçoit à la rigueur. On peut avoir besoin, par exemple, de faire contrepoids à une puissance étrangère; il s'agit, d'ailleurs, d'une occupation limitée ou temporaire, c'est une *station*, un *comptoir*, un point de relâche ou de ravitaillement pour notre marine militaire ou marchande; mais si l'occupation vise à une durée plus longue, plus stable, s'il s'agit de fonder une *Colonie*, se décider alors, sans tenir compte des conditions climatologiques, ou des convenances biologiques, c'est être plus qu'aveugle, c'est se montrer coupable.

Comment, avant d'engager l'or et le sang de la mère-patrie, on ne songerait pas à s'enquérir de l'état sanitaire du pays nouveau, on ne rechercherait pas quelle influence le climat exercera sur les immigrants, on ne se préoccuperait pas, en un mot, des chances d'acclimatement ou des procédés d'acclimatation !

Mais qui donc pourra fournir ces notions indispensables, sinon la science? Mais son rôle ne se borne pas là. Le choix une fois arrêté, quand possession a été prise sur une terre reconnue colonisable, ne faut-il pas encore rechercher, avec un esprit scientifique, quelles institutions peuvent convenir au pays nouveau?

Sera-ce les institutions métropolitaines qu'il faudra implanter telles quelles; sera-ce un système nouveau, reconnu conforme au génie et aux besoins d'une population nouvelle?

L'histoire coloniale de la France ne témoigne pas qu'on se soit jamais inspiré de préoccupations de cette nature.

Nous nous évertuons à coloniser dans les régions intertropicales, nous épuisons en pure perte notre énergie et notre vitalité sur des terres mortelles, et nous qui avons perdu, sans retour hélas ! notre puissance coloniale du siècle dernier, nous prenons à peine garde qu'à deux pas de la France nous possédons un pays qui pourrait permettre le développement du nom français.

L'Algérie est-elle destinée à dédommager la France de sa puissance coloniale anéantie? Que l'on interroge la science; elle apprendra si l'acclimatement et la perpétuation de la nationalité française sont réalisables.

A défaut de l'acclimatement spontané qui ne nous paraît pas impossible pour les populations méridionales de la France, il est pour elles, et surtout pour celles du Nord, un moyen plus certain de réussir, c'est le croisement avec les populations d'origine étrangère.

Le croisement avec l'indigène étant, pour des causes connues, de longtemps irréalisable, il vaut mieux se tourner dès maintenant, vers l'assimilation des étrangers plutôt que vers celle des indigènes.

Comment obtenir ces croisements, cette assimilation? Quand la famille humaine devient l'objet d'un travail de cette nature, il ne s'agit pas évidemment, comme chez les animaux, d'effectuer un rapprochement matériel, pour créer de toute pièce, une espèce nouvelle, un type.

C'est aux institutions à créer ces rapprochements, aussi le choix de ces institutions, est-il rationnel de le laisser aux caprices de législateurs, gens lettrés mais dépourvus d'esprit scientifique et n'ayant pas même la compétence approximative, qu'à défaut d'étude scientifique, peut donner un séjour prolongé dans le pays?

Le Français, en présence d'une population arabe qui s'éteint, d'une population européenne qui prospère, vivant sous des conditions climatériques autres que dans la métropole, peut-il être astreint aux règles et aux lois qui régissent la France?

C'est là une utopie éclose dans le cerveau d'artistes politiques, mais pour qui veut sagement et scientifiquement, se rendre compte des choses, apprécier leur *déterminisme*, est-il possible de rêver l'assimilation d'une colonie à sa métropole?

Malheureusement cette utopie a été vivace, elle l'est encore, bien que chaque jour son influence diminue. Le Français qui a introduit ici routinièrement ses habitudes, ses façons de vivre, son vêtement, etc., sans se soucier s'il vit sous un autre ciel, voudrait aussi implanter ses lois et ses coutumes administratives, comme s'il vivait ici au sein d'une population compacte, homogène.

Soumise à un tel régime, si notre colonie végète, nos artistes politiques ne sont pas à court d'arguments et de justifications : « Le Français n'est pas colonisateur, exclament-ils ; il est d'ailleurs peu enclin à quitter sa patrie, et cela parce qu'il l'aime, parce qu'il trouve sur son sol fécond du travail et un débouché suffisants pour son activité. » Et ils semblent croire que nos habitudes sédentaires, à les supposer vraies, sont un témoignage vivant de la splendeur de notre vieux sol gaulois.

Erreur matérielle, ignorance et présomption.

Sans doute une émigration considérable reconnait pour cause première des souffrances physiques ou morales : oppression politique, intolérance religieuse, service militaire pénible, gouvernement abhorré, ou bien un sol improductif, une série de mauvaises récoltes, des misères, etc., etc.

Mais quand, motivée par une raison ou une autre, « la migration devient un courant continu, une habitude pour ainsi dire physiologique du pays qui la fournit, alors un phénomène de biologie sociale des plus singuliers s'y manifeste : la natalité n'y est plus seulement, comme ailleurs, en relation avec la production et avec la mortalité du pays, mais encore avec l'émigration, qui, après avoir été le *résultat* d'une forte natalité, en devient la *cause*, entretient et stimule cette natalité exubérante. » (1)

Il résulte de ce fait que, pour un pays riche dont la natalité n'est pas excessive, l'émigration est un moyen de stimuler cette natalité chétive. Elle n'est pas un fléau mais un bienfait. N'est-ce pas le cas de la *France?* Et contrairement aux affirmations de nos artistes politiques, ne faut-il pas désirer une émigration française. Mais elle existe cette émigration, et c'est une erreur de supposer que la France est un pays fournissant un mouvement très-restreint d'émigration? Si imparfaites que soient nos statistiques, elles accusent une sortie de 16,000 Français en moyenne et par an; des calculs plus exacts relevés par M. Bertillon sur les registres des pays où nos concitoyens émigrent, il résulte qu'il faut compter au moins 20,000 Français qui, chaque année, s'expatrient. Combien l'Algérie recueille-t-elle de ces enfants perdus pour la mère-patrie ? 3,500 à peine annuellement (21,85 0/0). Les autres, en grand nombre, se dirigent vers les deux Amériques.

Et pourquoi viendraient-ils en Algérie? Ils retrouveraient ici ce qu'ils quittent sans regret : l'autorité, la centralisation, la routine administrative. Mais donnez à cette population française, comme le dit M. Bertillon, de l'espace, de la *liberté*, un climat salubre, l'espérance légitime d'y acquérir indépendance et bien-être, vous verrez aussitôt l'émigration fuir l'Océan et traverser la Méditerranée. « Que faut-il pour cela ? Des colonies qui ne soient pas sous un ciel torride, comme la plupart de celles qui nous restent; *le libre développement, le self-government.* » Que l'on appelle *self-government, autonomie, décentralisation,* le régime de libre allure à laisser aux populations coloniales, le nom importe peu.

L'essentiel est d'offrir à l'émigration française perdue pour la mère-patrie quand elle va en Amérique, et qui, dirigée ici, constituerait un foyer national au centre des races latines, l'essentiel est

(1) Bertillon, *Dictionnaire encyclopédique de Médecine.* — Article Migration.

de lui offrir en appât des institutions qui développent ses énergiques aspirations vers la liberté (1).

A ce prix seulement, nous attirerons à notre profit et au profit de la mère-parie, l'émigration française. C'est à ce prix également que nous absorberons les nationalités étrangères établies ici, à côté de nous. Ces étrangers ont quitté leur patrie pour des motifs analogues à ceux développés ci-dessus, et surtout pour échapper au service militaire. Ils se sont donc fermés la porte du retour, et comme ils prospèrent ici, ils demeurent enchaînés au sol par leur intérêt maintenant, plus tard par leurs enfants.

Ceux-ci n'ont qu'une patrie, l'Algérie. C'est aux institutions à rendre réelle leur fusion avec nous, au lieu de les tenir parqués et comme séparés.

Il faut reconnaître que des tentatives ont été faites dans ce but, on a rendu facile la naturalisation française. Mais qui profite de ces avantages? Des Italiens surtout, et des Espagnols des ports de mer, parce qu'à ce titre seulement, ils peuvent exercer des commandements maritimes. Le gros de la population étrangère est insensible à la naturalisation. Pourquoi?

Parce qu'il est impossible de plier les étrangers à nos usages administratifs, de leur imposer notre recrutement national, surtout si, une fois incorporés, ils sont exposés à être dirigés sur la France. Ils ont tout intérêt à demeurer étrancers, ayant à peu près tous les avantages dont jouissent les Français, sans partager aucune des charges auxquelles nous sommes soumis.

Du jour où la colonie jouira d'institutions propres, adaptées à ses goûts, appropriées à sa population hétérogène et mêlée, où la population algérienne aura une main dans ses affaires personnelles, où les avantages seront à ceux-là seuls qui prendront part aux charges communes, alors il se constituera une nationalité algérienne.

(1) « L'Angleterre paye aussi un immense tribut à l'émigration, mais avec moins de préjudice que l'Allemagne, puisque, à part l'émigration irlandaise, plus du tiers de ses émigrants anglais ou écossais s'en vont dans ses propres colonies, et continuent avec la metropole les précieuses relations d'echanges et de concours qui, sans aucun préjudice pour les colonies, sont une source de richesse, d'influence, et de puissance pour l'Angleterre. » (BERTILLON, *loc. cit.*)

Si l'on persiste à isoler l'élément français, que deviendra-t-il avant un siècle, noyé au milieu d'une émigration étrangère, aujourd'hui presque son égale en nombre, et qui, avant peu, le dépassera certainement. Si encore la race française pouvait se développer spontanément, persister vivace sans alliage, mais cette possibilité est loin d'être démontrée.

Les Français du Midi se perpétueront à n'en pas douter; que représentent-ils à côté d'étrangers ayant un développement si prodigieux?

La fusion, voilà le problème de l'avenir. Une colonie ne prospère pas si elle est réduite à puiser dans une immigration continue; elle doit vivre d'elle-même. Si nos hommes d'État voulaient abandonner leurs rêveries politiques, ils imiteraient les Anglais qui, mieux avisés et plus pratiques, comprennent que leur developpement colonial est dû précisément aux libertés, *au self-government* qu'ils octroyent aux colons (1).

En présence du flot montant du germanisme, le devoir de la France et aussi son intérêt personnel et immédiat, n'est-il pas d'implanter au Sud du bassin de la Méditerranée un rameau de la race latine dont elle sera le facteur principal?

Et cette race franco-algérienne, fille de la France, sœur des autres puissances latines, leur donnant la main, formera un faisceau compact et comme un boulevard résistant contre les envahissements du germanisme.

(1) Les faits de la politique courante nous prêteraient mille arguments pour démontrer que les colonies ne prospèrent qu'à la condition d'être mises en possession de gérer leurs affaires locales et personnelles, et que le système d'assimilation est si peu praticable, que chaque jour dans l'application, on s'en écarte.

Ainsi, l'on proclame, que l'Algérie n'est que le prolongement de la France, un département français et après de telles prémisses, on lui octroye un système spécial de recrutement, une législation forestière spéciale, un mode spécial de naturalisation, etc., etc., sans compter des assimilateurs à outrance, assez logiques pour réclamer une législation spéciale sur la marine marchande.

Mais, en raison de la nature de ce travail, on comprendra que nous ayons de préférence, emprunté aux sciences biologiques les preuves en faveur d'une doctrine que la jeunesse algérienne, il faut le reconnaître, embrasse par une sorte de sentiment instinctif.

L'Émigration Alsacienne-Lorraine

Nous avions projeté d'entreprendre à cette place, sous forme d'appendice naturel aux études précédentes, des recherches sur les résultats obtenus par l'émigration alsacienne-lorraine. Une pareille étude, outre son intérêt démographique, se justifiait par une curiosité légitime, puisqu'elle s'inspirait de sentiments patriotiques particulièrement louables.

Mais nous comptions sans les difficultés qui ne nous permettent pas de réaliser *hic et nunc* cette partie de notre programme.

Des documents positifs et suffisamments complets nous font défaut, et nous avons préféré nous abstenir que d'user de renseignements oraux ou autres, trop approximatifs pour asseoir des conclusions scientifiques, les seules que nous aurons toujours à cœur d'adopter.

Ces difficultés ne tiennent pas seulement aux imperfections des pièces de l'État-civil. Elles ont d'autres causes plus complexes. En effet, l'émigration des Alsaciens-Lorrains est de date récente; ceux-ci ne sont pas tous agglomérés en groupes compactes; ils sont souvent, au contraire, isolés dans des fermes; ces fermes, enfin, et ces groupes sont disséminés, en ne tenant compte que du département de Constantine, sur une étendue équivalente à celle de deux ou trois départements français. On comprend dès lors combien il est difficile de recueillir et de grouper, dans des conditions pareilles, un ensemble de renseignements positifs.

Nous ne désespérons pas d'y parvenir un jour, et ce retard imposé par la force des choses à des recherches que nous avons l'intention de poursuivre, nous donnera le double avantage et d'une exactitude plus grande et d'une preuve plus complète, puisque la période sera plus grande.

En attendant de pouvoir réaliser cette partie de nos intentions, il ne sera pas inutile d'exposer quelle marche nous avions projeté de suivre et quel mode de procéder nous comptons imposer à nos recherches futures.

Le problème à résoudre est celui-ci : Les Alsaciens-Lorrains sont-ils acclimatables ? Ont-ils fourni des preuves qui permettent d'espérer au moins leur acclimatation ? Et dans cette seconde alternative, dans quelle voie faut-il diriger l'émigration, si l'on veut seconder et non livrer au hasard leurs dispositions à l'acclimatation ?

Pour résoudre ces deux points, il ne suffit pas de comparer le chiffre des naissances et celui des décès, il faut en outre, comme le recommande le docteur Topinard, observer la mortalité immédiatement imputable à l'acclimatation. Jusqu'ici point de difficultés, les registres de l'État-civil suffiraient à la rigueur pour satisfaire à ces particularités. En effet, l'émigration date de deux ans à peine, la durée du séjour est donc connue pour les immigrants ; pour les enfants nés ici, leur âge fournit ce renseignement.

Aussi étroitement limité, le problème n'eut pas été insoluble.

Mais comme nous l'avons dit page 97, nous avions résolu en outre de déterminer si les enfants nés ici, postérieurement à l'émigration paternelle, ont mieux résisté ; à quel âge les chances de mortalité paraissent amoindries et conjurées, *et cela dans chacun des centres peuplés* et *comparativement* avec les colons algériens établis à côté des Alsaciens dans la même localité.

Pour résoudre des questions si complexes, il fallait un cadre plus large et plus analytique que ceux adoptés par l'administration.

Nous reproduisons ci-dessous le modèle de celui que nous avons imaginé à cette intention.

Il suffit de le lire attentivement pour se convaincre qu'il répond à toutes les questions ; de plus, en dressant un état particulier pour chaque centre ou ferme isolée, accompagné de renseignements topographiques, on peut résoudre ce point pratique : telle altitude, telle orientation, etc., etc., a donné des résultats encourageants ou non. Et dès lors, si l'esprit scientifique peut enfin inspirer ceux qui ont mission d'encourager l'émigration et de peupler notre Colonie, ils auront des points de repère pour régler leur conduite.

Centre de (Date de son installation)

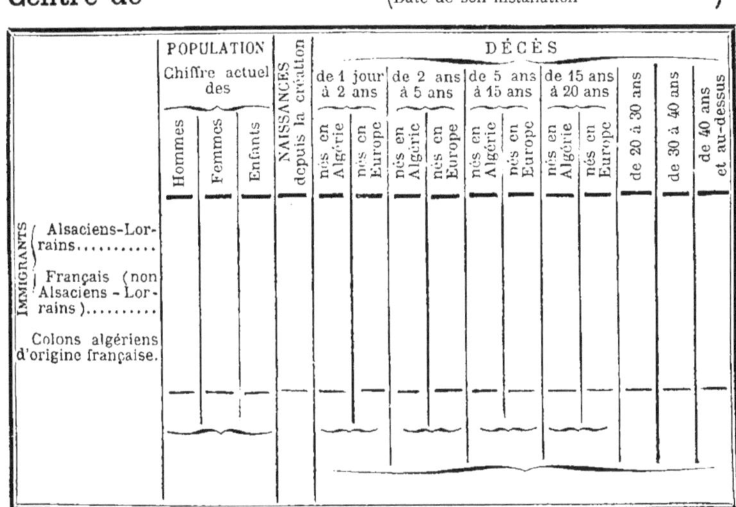

	POPULATION Chiffre actuel des			NAISSANCES depuis la création	DÉCÈS										
					de 1 jour à 2 ans		de 2 ans à 5 ans		de 5 ans à 15 ans		de 15 ans à 20 ans		de 20 à 30 ans	de 30 à 40 ans	de 40 ans et au-dessus
	Hommes	Femmes	Enfants		nés en Algérie	nés en Europe	nés en Algérie	nés en Europe	nés en Algérie	nés en Europe	nés en Algérie	nés en Europe			
IMMIGRANTS Alsaciens-Lorrains...........															
IMMIGRANTS Français (non Alsaciens-Lorrains)..........															
Colons algériens d'origine française.															

RENSEIGNEMENTS TOPOGRAPHIQUES SUR CHAQUE CENTRE :
Distance de la mer, altitude, température moyenne, orientation, marais, forêts, etc., etc.

En publiant ce cadre, nous ne prétendons pas l'imposer comme un modèle irréprochable. Mais il pourrait, ce nous semble, inspirer ceux qui, ayant plus de loisir et surtout plus de compétence, voudraient nous devancer dans cette recherche. Au cas où il nous serait réservé d'être le premier à achever cette entreprise, en faisant connaître notre plan et notre cadre, nous aurons l'avantage d'appeler sur eux la critique, c'est-à-dire la lumière, et des conseils contre lesquelles nous n'aurons jamais l'orgueilleuse prétention de nous insurger.

PHILIPPEVILLE. — TYPOGRAPHIE B. FEUILLE, RUE DES NUMIDES, 36

grand in-8°.......................

Essai sur l'hygiène internationale, [illegible] tions contre la peste, la fièvre [illegible] **choléra asiatique,** avec une carte indiquant [illegible] épidémies de choléra par les routes de terre et la [illegible] par M. le Dr Proust. 1 volume grand in-8°, avec [illegible] à trois couleurs.......................

Climats et Endémies. Esquisses de climat[ologie] comparée, par M. le Dr Pauly, Médecin [illegible] 1 volume grand in-8°.......................

La Saison d'hiver en Algérie, par M. le Dr Maurin. 1 volume in-8°.......................

Traité théorique et pratique d'hydrothérapie, [com]prenant les applications de la Méthode hydrothérapique [au trai]tement des maladies nerveuses et des maladies chroniques, [par] M. le Dr Béni-Barde. 1 volume grand in-8° compacte, avec [figu]res dans le texte.......................

Journal de thérapeutique, publié par M. A. Gubler, [pro]fesseur de thérapeutique à la Faculté de Médecine de Paris, [avec] la collaboration de MM. les Docteurs Bordier et [illegible]

Le *Journal de thérapeutique* paraît le 10 et le 25 de chaque [mois].

Prix de l'abonnement : Paris......... 18 fr.

— Départements.... 20 fr.

PHILIPPEVILLE. — TYPOGRAPHIE D. FEUILLE, RUE DES NUMIDES, 30

www.ingramcontent.com/pod-product-compliance
Ingram Content Group UK Ltd.
Pitfield, Milton Keynes, MK11 3LW, UK
UKHW020340230726
13925UKWH00003B/892

9 782013 690751